Was ist Akupunktur?

J. R. Worsley

WAS IST AKUPUNKTUR?

Gesundheit für den ganzen Menschen

Ryvellus
Medienverlag
Seeshaupt und München

Titel der Originalausgabe: Talking about Acupuncture in New York
erschienen bei: The College of Traditional Acupuncture
Tao House, Queensway,
Royal Leamington Spa, Warwickshire
in association with
Element Books Ltd.
Longmead, Shaftesbury, Dorset, England

Aus dem Englischen von Peter Sineokow

© J.R. Worsley 1982
© der deutschen Ausgabe: Ryvellus Medienverlag,
Seeshaupt und München 1994

Satz: Richarz Publikationsservice, St. Augustin
Druck: Sonnenschein Druckerei, Hersbruck
Printed in Germany

ISBN 3-89453-069-3

Informationen zu Ausbildungen
und weiteren Themen des Verlages
finden Sie auf den letzten Seiten

Inhalt

NACH DER TEEPAUSE

FRAGEN

Vorwort

Auf wiederholtes Drängen von vielen New Yorker Patienten, Freunden, von ihm ausgebildeten Akupunkteuren und von seinen Studenten hatte ich, gemeinsam mit anderen Mitgliedern des Arica-Instituts, Professor Worsley zu einem eintägigen Vortrag nach New York eingeladen. Freundlicherweise nahm er unsere Einladung an, und am 20. Januar 1980 hielt er für die Mitglieder des Instituts und die Öffentlichkeit einen Vortrag über Traditionelle Chinesische Akupunktur, nachdem Oscar Ichazo, der Gründer des Arica-Instituts, ihn vorgestellt hatte.

Ich war vor mehreren Jahren nach England gegangen, um bei ihm die Ausbildung am College für Traditionelle Chinesische Akupunktur in Warwickshire zu beginnen, denn ich hatte gehört, daß er in der ganzen Welt als einer der führenden Lehrer der unverfälschten Überlieferung dieses Medizin-Systems galt. In den folgenden Jahren lernte ich ihn ebenso als wahren Meister dieses uralten Wissens und dieser ursprünglichen Kunst des Heilens und der Weisheit schätzen wie auch als Lehrer und Ratgeber von großer Autorität, voller Begeisterung, Humor und Mitgefühl.

All diese Vorzüge offenbarten sich auch denen, die das Glück hatten, bei seinem Vortrag dabeizusein. Glücklicherweise nahmen wir das Ganze auf Tonband auf. Bei der Nachfrage nach einer Aufzeichnung von dem, was Jack Worsley gesagt hatte, wurde uns klar, daß wir nicht nur das Band vervielfältigen, sondern auch eine Abschrift davon machen mußten, um den Vortrag veröffentlichen zu können. Wir hoffen, daß dieses Buch in jedem Wort etwas von dem Geist und der Weisheit eingefangen hat, an denen er uns teilnehmen ließ.

Für jemanden wie mich, der nicht nur dabei, sondern auch an der Vorbereitung dieses Ereignisses beteiligt war, ist es unmöglich, all das zu beschreiben, was wir an diesem Tag empfanden. Wir lachten, wir lernten, wir erkannten so vieles – und wir waren voller Dankbarkeit, daß wir Gelegenheit hatten, diesem Mann zuzuhören, der von seinen großen Gaben so wenig Aufhebens macht und doch so leidenschaftlich dafür eintritt, daß wir die natürliche Fähigkeit, mit der Natur, mit jedem und allem um uns herum eins zu sein, wiedergewinnen.

New York 1982
Dr. Richard Apollo, Diplom-Akupunkteur (England)

Vormittag

Es ist sehr nett von Ihnen, daß Sie mich gestern abend zu einem wunderbaren Essen eingeladen haben. Es gab Hammelbraten auf englische Art, und gegen Ende des Abends sagte Oscar: »Nun, was willst du morgen machen?«

Also, normalerweise warte ich einfach, bis ich dort ankomme, wohin ich jeweils kommen soll und »mache mein Ding«. Gefällt Ihnen der amerikanische Ausdruck »mache mein Ding«? Also, mir wurde mulmig und ich dachte: »Au weia, hier ist alles durchorganisiert. Es werden furchtbar viele Aricaner kommen.«

Und ich fragte: »Nun, was sind das für Leute? Aus dem Weltraum?«

Und Oscar sagte: »Nein, sie sind die Creme der amerikanischen Intelligenz.« Dann fügte er hinzu: »Natürlich werden auch einige Patienten kommen, und die sind sogar noch intelligenter.«

Da bekam ich's mit der Angst zu tun, und dann wurde ich bleich und begann zu zittern. Also verließ ich die Tafel, ging zurück zum Hotel und rief im Weißen Haus an und verlangte den Mann, der die Reden für Ihren Präsidenten schreibt, doch der war zu beschäftigt. Sie verbanden mich mit dem Nachrichtensender und ich fragte dort nach den Autoren, doch die standen gerade Schlange für das Fußballspiel heute abend; und schließlich wurde ich an jemand anderen verwiesen, und dort verwies man mich wieder an jemand anderen. Endlich landete ich irgendwo an einem schäbigen kleinen Haus. Ich klopfte und ein kleiner Junge erschien. Ich fragte: Ist dein Pappi zuhause?« Er antwortete: »Nein, er ist weg.« Ich sagte: »Also, paß auf, ich brauch unbedingt eine Rede für morgen.« Er sagte: »Gut, geben Sie's mir.«

Und tatsächlich kam er heute morgen vorbei und brachte mir dieses Manuskript... und es war sehr billig. ich weiß auch, warum. Und hier steht... (Dr. Worsley entrollt eine Rolle Toilettenpapier)... »Bitte – sehr – langsam – lesen – weil – ich – nicht – schnell – schreiben – kann.« Ich geb's auf!

Also dachte ich, ich könnte damit anfangen, Ihnen von den drei Bären zu erzählen. Baby Bär kam die Treppe herunter und rief: »Wer hat meinen Brei gegessen?« Und Papa Bär kam die Treppe herunter und rief: »Wer hat meinen Brei gegessen?« Mama Bär kam die Treppe herunter und sagte: »Was zum Teufel soll das ganze Theater? Ich hab den Brei noch gar nicht gekocht!«

Ja, das gefällt mir – zu dieser Tageszeit höre ich gern ein wenig Lachen. Wir werden noch zur Akupunktur kommen; wir haben viel Zeit.

Nachdem ich meine Rede in Auftrag gegeben hatte, ging ich zurück zum Hotel und ich bemerkte einen kleinen Anschlag mit der Aufschrift: »Möchten Sie heute nacht wirklich etwas erleben? Kommen Sie zu dieser Adresse.«

Ich war so beunruhigt wegen dieser Rede, daß ich dachte, naja, ich gehe da mal hin und erlebe eine sogenannte amerikanische Nacht. Bald darauf klopfte ich dort an die Tür und ein Mann kam, um mich zu empfangen, und der hatte keinen Faden am Leib. »Nun gut,« dachte ich, »jetzt gibt's kein Zurück, Jack, los, gönne dir einen schönen Abend.« Der Kerl band mir ein Tuch um die Augen und sagte: »Ziehen Sie sich aus.« Und ich dachte: »Mein Gott!«

Ich sagte mir: »Also gut, ich tue alles für einen schönen Abend.« Also zog ich mich aus und dann, nachdem ich so fünf Minuten dort gestanden hatte und mir verdammt kalt geworden war, dachte ich: »Zur Hölle damit,« und nahm die Augenbinde ab und meine Kleider waren weg. Ich dachte: »Du meine Güte, was mache ich jetzt?«

Da klopfte es wieder an der Tür und jemand kam herein und fragte: »Ist das hier, wo das alles passiert?« Ich sagte: »Ja.« Also verband ich ihm die Augen und sagte: »Ziehen Sie sich aus.«

Gefällt Ihnen dieser Anzug, den ich trage?

Es freut mich, Sie lachen zu hören. Ja, das ist schön, das gefällt mir.

Wie auch immer, wir sind heute hauptsächlich aus zwei Gründen hergekommen: erstens hoffe ich, daß wir uns gegenseitig eine Menge geben können; zweitens hoffe ich, daß wir ein wenig vom Verständnis der Traditionellen Chinesischen Medizin aufnehmen. Außerdem hoffe ich, daß wir eine Menge über uns selbst lernen. Wenn wir genau um das kleine bißchen reicher nach Hause gehen können, als wir wir heute morgen bei unserer Ankunft waren, dann hat sich meiner Meinung nach dieser Tag wirklich und wahrhaftig gelohnt.

Was ich Ihnen zuallererst einprägen möchte: es gibt viele verschiedene Arten von Akupunktur. Eine Art, die in der westlichen Welt überwiegend angewandt wird, nennen wir die »Barfußarzt«-Methode.

Dabei können wir eine Nadel in verschiedene Teile des Körpers stechen, und wir können Schmerzen verschwinden lassen. Das stimmt. Es gibt kaum einen Schmerz, den wir nicht durch das Stechen einer Nadel zum Verschwinden bringen können. Doch, was passiert natürlich? Der Schmerz kommt nach einer gewissen Zeit zurück. Was tun wir also wirklich? Wir helfen, die Symptome zu lindern. Etwa so, wie wenn man bei Kopfschmerzen Aspirin nimmt und die Kopfschmerzen verschwinden. Doch wenn es einen tieferliegenden Grund für die Kopfschmerzen gibt, werden sie wiederkommen.

In China ist es nun so, daß Barfuß-Ärzte dringend gebraucht werden, denn der Patient kann sechshundert, neunhundert oder tausend Kilometer vom nächsten Arzt oder vom nächsten Krankenhaus entfernt wohnen. Deshalb gibt es in den kleinen Kommunen die Barfuß-Ärzte, die mehr oder weniger Erste Hilfe leisten. Sie befreien den Patienten von seinen Schmerzen, bis er von einem traditionellen Arzt behandelt oder in ein Krankenhaus gebracht werden kann.

Was man lernen muß, um ein Barfuß-Arzt zu werden, ist ein Kinderspiel. Das kann man in zwei oder drei Wochen schaffen. Viele Amerikaner oder Engländer sind nach China gefahren, ein paar Wochen geblieben, kamen zurück und meinten: »Klar, ich kann Akupunktur.« Sie beginnen, in der Art der Barfuß-Ärzte zu behandeln und können vorübergehend von Schmerzen befreien. Dann kommt der Schmerz wieder und viele Patienten sagen: »Wenn das Akupunktur ist, dann möchte ich damit nichts zu tun haben.«

Das ist sehr schade, denn viele erstklassige amerikanische und englische Ärzte, die wir brauchen – dringend brauchen – lassen sich auf diese Weise ausbilden, um dann drittklassige Erste Hilfe-Helfer zu werden. Die Barfußarzt-Methode ist eben nichts weiter als gewöhnliche Erste Hilfe. Es ist eine Schande, daß viele Menschen glauben, daß das alles ist, was Akupunktur zu bieten hat.

Dann gibt es noch das andere Gebiet der Akupunktur, das wir in der Narkose benutzen. Wir können damit jeden Teil des Körpers so betäuben, daß ein Chirurg jede Operation durchführen kann, ohne daß man Drogen irgendwelcher Art einnehmen muß. Und man ist bei vollem Bewußtsein, während die Operation durchgeführt wird. Man fühlt überhaupt keinen Schmerz. Und viele Leute glauben, es handelt sich um eine Art Zauber oder Hypnose. Das ist es nicht. Man kann es wirklich machen, ich habe es selbst schon getan; und neun von zehn Menschen sind bereit, sich auf diese Form der Narkose einzulassen.

Es handelt sich dabei nicht um Einbildung. Wir wenden es auch bei Tieren an, was beweist, daß es nicht bloße Einbildung ist.

Dieses Bild zeigt Ihnen einen Chinesen während einer schweren Unterleibsoperation, und man kann sehen, daß er bei vollem Bewußtsein ist. Er spricht mit den Chirurgen darüber, wer heute abend das Spiel gewinnt. Sie können sehen, daß er sogar lächelt, während sein halber Magen vor ihm auf dem Tisch liegt. Es gibt eine Menge Blut und all so was. Sehen Sie, hier ist gerade einer dabei, eine kleine Nadel in seinem Ohr zu drehen, und dort unten dreht ein anderer ein paar Nadeln in seinem Zeh.

Diese Art der Anwendung ist in einer Hinsicht wertvoll. Sie beweist, daß diese Nadeln tatsächlich etwas bewirken — wenn jemand eine solche Operation über sich ergehen lassen und sich noch mit dem Arzt unterhalten kann und überhaupt keinen Schmerz fühlt.

Und vielleicht haben Sie eine Menge Fotos gesehen, auf denen jemand während einer schweren Operation eine Apfelsine ißt. Ich habe keine Ahnung, warum sie nicht warten konnten, bis die Operation vorbei war; aber all das ist Theater. Und so etwas sieht natürlich im Fernsehen gut aus, es macht sich gut in den Zeitungen; bei all dem handelt es sich gewissermaßen um eine Art Schau, denn es hat wiederum keinerlei Ähnlichkeit mit der Traditionellen Chinesischen Akupunktur.

Ich kann mir wirklich nicht vorstellen, daß einer von Ihnen hier das durchmachen möchte, was der kleine Kerl da gerade durchmacht. Ich denke, ich würde mich lieber betäuben lassen und dann aufwachen, wenn alles vorbei ist. Ich bin sicher, wenn ich wirklich das Bedürfnis hätte, mit jemandem zu sprechen, so möchte ich doch nicht auf diese Art operiert werden, nur damit ich mit dem Chirurgen reden kann. Lieber würde ich hinterher oder vorher mit ihm reden. Allein der Gedanke, das durchzumachen, versetzt mich in Angst und Schrecken; ich weiß nicht, wie es Ihnen dabei ergeht.

Dann gibt es dabei noch etwas, das wir berücksichtigen müssen: in ungefähr drei von zehn Fällen verliert die Betäubung vorzeitig ihre Wirkung. Können Sie sich vorstellen, in der Haut dieses Kameraden zu stecken, wenn die Betäubung aufhört. Plötzlich werden Sie sich all der Schmerzen und Beschwerden bewußt. Die Chinesen sind sich dessen auch bewußt und gehen zu westlicher Narkose über. Aber dieser Übergang auf dem Operationstisch, ich meine, das würde Sie doch zu Tode erschrecken!

Dennoch gibt es bei uns im Westen Fälle, in denen wir Akupunktur-Anästhesie anwenden können. Es gibt ungeheuer viele Leute, die operiert werden müssen, weil sie entsetzliche Schmerzen, Beschwerden und Leiden haben, und der Chirurg muß vielleicht viele Male sagen: »Es tut mir leid, ich kann nicht operieren, weil Ihr Herz das nicht mitmacht«, oder »der Zustand ihrer Lungen ist so schlecht, daß Sie wahrscheinlich eher an der Narkose sterben würden als an der Operation.«

Vielleicht kennen Sie Leute, die sich in solch einer Lage befinden. Diesen Menschen, hier im Westen, können wir eine Alternative anbieten. Anstatt sie für den Rest ihres Lebens ihren Leiden zu überlassen, können wir in diesen Fällen möglicherweise Akupunktur-Anästhesie anwenden. Aber ich denke, bei den meisten Leuten sollten wir lieber bei den normalen westlichen Methoden bleiben, die für uns traditionell sind.

Für die Akupunktur-Anästhesie gibt es also in der westlichen Welt keinen wirklich großen Bedarf. Genausowenig gibt es in der westlichen Welt irgendeinen Bedarf für Barfuß-Ärzte. Sie sind bloßer Notbehelf. Traditionelle Medizin hat damit nicht die geringste Ähnlichkeit.

Der riesige Unterschied zwischen Traditioneller Chinesischer Medizin und den Methoden, die ich gerade beschrieben habe, ist: die Traditionelle Chinesische Medizin *behandelt nicht die Symptome*. Und später, im Lauf des Tages, werden Sie die Weisheit erkennen, die darin liegt. Sie werden sehen, wie vernünftig das ist. Und wie unsinnig es ist, Symptome zu behandeln. Ein Symptom ist in Wahrheit ein Notsignal des Körpers oder des Geistes oder der Seele, das sagt: »He! Um Himmels willen, hilf mir!« Es ist nicht die Ursache. Es ist das Symptom, das sagt: »Hilf mir, irgendetwas ist falsch gelaufen!« Wie dumm also für uns, nur das Symptom zu behandeln, während die Ursache unverändert bleibt.

Es handelt sich um ein sehr tiefgründiges Medizin-System, das die Einzelperson betrachtet. Und um Arzt in Traditioneller Chinesischer Medizin zu werden, muß man sich zehn Jahre lang ausbilden lassen. Es besteht ein riesiger Unterschied zwischen jemandem, der Traditionelle Chinesische Medizin ausübt und jemandem, der die Barfußarzt-Methode anwendet, die man wahrscheinlich in ein paar Wochen erlernen kann.

Ich möchte also heute mit Ihnen etwas von den Freuden und der Weisheit der Traditionellen Chinesischen Medizin teilen. Ich hoffe, daß Sie dabei viel über Ihren Körper, Ihren Geist und über Ihre Seele lernen können. Und ich bin sicher, daß Sie dann genauso wie ich von der Weisheit der alten Chinesen ungeheuer beeindruckt sind. Denn was ich Ihnen mitteilen möchte, ist keineswegs etwas, was ich selbst entdeckt habe; ich möchte Ihnen nur von der Traditionellen Chinesischen Medizin erzählen, wie sie vor fünftausend Jahren im *Nei Ching* aufgeschrieben wurde. Dieses Medizin-System hat sich seit fünftausend Jahren nicht verändert und wird sich in den nächsten fünftausend Jahren nicht verändern.

Wir im Westen denken: »Halt mal, jeden Tag gibt es etwas Neues.« Aber wenn wir uns in dieses Medizin-System vertiefen, stellen wir fest, daß es auf Naturgesetzen beruht. Ich sage Ihnen, daß weder Mann noch Frau die Natur übertreffen kann. Von allen Medizin-Systemen der Welt steht dieses Medizin-System auf der festesten Grundlage. Es gründet sich vollständig auf Gesetze der Natur. Der Mensch kann es nicht verfälschen; der Mensch kann es nicht verändern; der Mensch kann es nicht verbessern. Wenn es auch in der westlichen Welt neu sein mag, so muß man doch anerkennen, daß ein Viertel der Weltbevölkerung seit über fünftausend Jahren mit Hilfe dieses Medizin-Systems behandelt wurde. Wenn es keine Gültigkeit hätte, wäre es vor Tausenden von Jahren untergegangen.

Eine der großen Freuden, Arzt der Traditionellen Chinesischen Akupunktur zu sein, ist die, daß sie uns so viel über uns selbst und über die Natur lehrt. Sie bringt uns näher zur Natur, näher zur wahren Freude am Leben; und sie verleiht uns einen Sinn für das rechte Maß. Damit bereichern wir unser eigenes Leben, weil wir mehr von unserem Körper, unserem Geist und unserer Seele verstehen lernen.

Wie Sie hören, benutze ich in dieser Traditionellen Chinesischen Medizin die Worte Körper, Geist und Seele; doch wir sind eins. Wir bestehen aus diesen drei Teilen, die zusammen eine Einheit bilden, *uns*.

Eine Menge Leute haben Schwierigkeiten, wenn man das Wort »Seele« erwähnt. Sie denken: »O mein Gott, jetzt schnappt er über. Er redet über so eine spirituelle Wesenheit.« Und andere Leute sagen: »He, halt mal! Der ist ja auf einem religiösen Kreuzzug; er redet von Gott.« Das ist eine der großen Tragödien der westlichen Welt. Sehen Sie, obwohl wir im zwanzigsten Jahrhundert leben, können wir nicht sagen: »Dies ist der Höhepunkt der Zivilisation.« Es ist ein barbarisches Zeitalter, in dem wir leben, weil wir einen falschen Sinn für das rechte Maß bekommen. Wir vergessen die Seele.

Es ist für uns notwendig, dieses Medizin-System zu begreifen, damit wir anfangen können, unsere inneren

Maßstäbe zu berichtigen. Wären wir nur Körper-Geist, wären wir nichts weiter als Roboter. Sie können etwas denken und handeln und sprechen und sich bewegen lassen; doch was macht *Sie* zu dem einmaligen, wunderbaren Individuum, das *Sie* sind? Was gibt Ihrem Leben seinen Wert? Was macht Ihr Leben lebendig? Was gewährt höchste Freude, Verständnis und Mitgefühl? Das ist der Anteil der Seele in Ihnen, darin unterscheiden Sie sich von einem Roboter. Und wenn wir weitergehen, werden Sie sehen, inwiefern wir im Westen den Sinn für das rechte Maß verloren haben. Wenn wir eine Mutter mit einem kleinen, neugeborenen Kind sehen, wenden wir uns zu ihr und fragen: »Wie geht es der Kleinen heute?« Sie sagt: »Ausgezeichnet, sie hat zwei Pfund zugenommen.« »O wie schön!« In der nächsten Woche: »Wie geht's dem Kind?« »O, schon wieder zwei Pfund zugenommen.« »Wunderschön!« Hier wird deutlich, daß wir die Entwicklung des Kindes an seinem körperlichen Wachstum messen.

Ein wenig später: »Geht Ihr Kind jetzt zur Schule?« »Ja.« »Und wie macht es sich?« »Ist eine der besten.« »O, wie wunderbar!« Diesmal messen wir die Entwicklung des Kindes an seinen geistigen Fähigkeiten.

Was ist mit dem wichtigsten Teil des Kindes? Gehen wir jemals hin und fragen: »He! Wie geht's der Seele des Kindes?« Darüber spricht niemand. Das messen wir nicht. Das Kind darf körperlich wachsen, das Kind darf geistig wachsen. Aber sind wir nicht dabei, ein Volk von Robotern zu schaffen, die die Seele mißachten, die ihren eigentlichen Wert ausmacht? Hier liegt der Grund, warum wir den Kampf gegen Krankheiten nicht gewinnen.

Es gibt heute mehr Krankheit als vor fünfzig Jahren, einfach weil wir den wesentlichsten Bestandteil von Mann und Frau mißachten und vernachlässigen. Wenn die Seele in uns Mangel leidet, sind wir viel anfälliger für Krankheiten. Die Kraft jedes einzelnen hängt von seinem inneren Wesenskern ab. Wir müssen hier ein wenig über Gott sprechen. Ich meine jetzt keinen bestimmten Gott – ich meine Ihren eigenen Gott, nennen Sie ihn wie Sie möchten. Das Höchste. Den Architekten des gesamten Universums. Er ist nicht *da draußen*. Er ist in Ihnen. Er ist im Innern von jedem einzelnen von Ihnen. Er ist die Seele und das Wesen, das in Ihnen ist. Nur wissen die Leute das nicht. In Wahrheit sind wir eine Ausweitung des Universums.

Im Verlauf des Tages werden wir den Körper in fünf Elemente aufteilen. Und wir werden all Ihre Organe aufteilen. Und diese Organe werden wir mit den äußeren Naturelementen in Verbindung bringen. Sie werden sehen, was immer außerhalb von uns geschieht, geschieht auch in uns. Wir sind einfach eine Ausweitung der kosmischen Energie.

Viele Leute reden über lebendige *Ch'i*-Energie, die Lebenskraft, und glauben, daß sie in uns eingeschlossen ist. In Wahrheit ist sie nur eine Ausweitung der höchsten Quelle von Energie, die aus dem Kosmos kommt. Wir sind ein Teil davon: der Makrokosmos und der Mikrokosmos.

Wir werden auch erkennen, wie stark es von der Tageszeit und der Jahreszeit beeinflußt wird, wenn unser inneres Gleichgewicht der Organe gestört ist. Wir verstehen dann, warum wir uns zu bestimmten Zeiten des Jahres schlechter fühlen als in anderen: weil wir eine Ausweitung des jeweiligen jahreszeitlichen Elements sind. Und wenn dieses Element im Äußeren aus dem Gleichgewicht kommt, bewirkt es bestimmt auch eine elementare Gleichgewichtsstörung im Innern.

Wußten Sie, daß ein siebenjähriges Kind die Weisheit der Traditionellen Chinesischen Medizin verstehen kann? Es ist so einfach, so grundlegend, so natürlich. Dennoch haben wir dieser Weisheit den Rücken gekehrt. Wir begeistern uns heutzutage für alles, was den Körper vom Rest absondert. Es gibt einen Herz-Spezialisten, es gibt einen Lungen-Spezialisten; es gibt einen Nieren-Spezialisten. Wir spezialisieren uns auf Teile. Wir sind keine Teile, wir sind eins. Und jeder einzelne Teil von uns, der nicht richtig funktioniert, beeinträchtigt notwendigerweise das Ganze. Der Teil, der betroffen ist, ist nicht unbedingt die Ursache; er ist vielleicht nur das Symptom.

Wenn ich fortfahre, Ihnen einige dieser sehr grundlegenden, einfachen Gesetze zu erklären, werden Sie die Weisheit dieses Medizin-Systems erkennen. Wie gültig es ist. Und Sie fangen an, viel darüber zu lernen, warum Sie sich so und nicht anders verhalten.

Doch bevor ich wirklich beginne, möchte ich Ihnen zuallererst sagen, daß ich jetzt keine Scherze mache; ich meine es sehr ernst. Das große Unglück besteht darin, daß wir die natürlichen Fähigkeiten vernachlässigen, die uns geschenkt wurden, als wir auf die Welt kamen. Ich glaube fest daran, daß kein Mann und keine Frau Ihr Lehrer sein kann. Ich glaube nicht an Gurus, jedenfalls nicht in der Gestalt menschlicher Wesen. Ich fühle, daß die Natur selbst unser Lehrer ist. Alles was wir wissen wollen, ist da draußen in der Natur.

Wenn Sie einen Lehrer in leiblicher Gestalt brauchen, dann müssen Sie sich ein Kind anschauen. Ein Kind, das noch kein Jahr alt ist, das noch nicht verkorkst, abgerichtet und angepaßt ist. Sie werden erkennen, daß wir bei der Geburt mit Gaben ausgestattet wurden, die unbezahlbar sind – und wir waren dumm genug, all diese Gaben für materielle Güter fortzuwerfen. Das wird Sie traurig machen; aber ich hoffe, daß diese Rede Ihnen helfen kann, einen Teil Ihres Lebens damit zu verbringen, diese Fähigkeiten, die Ihnen einst geschenkt wurden, wiederzuerlangen.

Zum Beispiel sage ich Ihnen jetzt in aller Offenheit, daß ich daran zweifle, ob mehr als – nein, ich sage nicht mal ein Prozent, ich gehe noch weiter – ich bezweifle, daß irgendjemand hier im Raum mehr als fünfzig Prozent sehen kann. Sie sagen: »Nein, beleidigen Sie mich nicht. Ich kann sehen.« O nein, Sie können nicht sehen! Sie sehen nicht; Sie machen von Ihren Augen keinen Gebrauch. Ihre Augen sind wirklich etwas besonderes... Bestimmt sind Sie heute morgen nicht aufgewacht und haben gesagt: »Gott sei Dank, ich kann sehen. Sie haben einfach gesagt: »Na und?« Sie denken nicht genug über Ihre Augen nach, bis Ihre Augen vielleicht in Gefahr sind, oder bis ihnen vielleicht etwas zustößt; und dann wird Ihnen bewußt, daß Sie Augen besitzen. »O mein Gott, was ist mit meinen Augen los?«

Als Sie von Ihrem Wohnort, oder wo Sie auch waren, hierherkamen, haben Sie vielleicht unterwegs gesagt: »Hast du das gesehen?« »Ja.« »Hast du die Blumen gesehen?« »Ja.« »Hast du das Gras gesehen?« »Ja.« »Hast du diesen Stein gesehen?« »Ja.«

Sie haben sie nicht gesehen! Nein, Sie haben sie nicht gesehen! Sie haben einen flüchtigen Blick darauf geworfen. Sie haben Ihre Augen nur in einem bestimmten beschränkten Umkreis benutzt. Ihre Vorstellungen, Ihre Einstellung zum Leben, zueinander, zu allem, sind durch diese beschränkte Sichtweise bestimmt. Wir alle haben eine beschränkte Sehfähigkeit. Einfach weil wir keine Zeit haben.

Nun, ich möchte gern, daß Sie sich selbst davon überzeugen. sie sind vielleicht gerade an einem Felsen vorbeigegangen. Sie sagen: »Ja, ein Felsen. Ich habe den Felsen gesehen.« O nein, keinesfalls! Sie haben einen flüchtigen Blick auf den Felsen geworfen. Wenn Sie stehenblieben und den Felsen betrachteten und die Sonne schiene, dann würden Sie Myriaden von verschiedenen Lichtreflexen sehen. Das ganze Ding wäre lebendig.

Sie pflücken einen Grashalm, und Sie sagen: »Naja, davon gibt es Millionen.« Aber betrachten Sie ihn und fühlen ihn; schauen Sie ihn nur an und werden ein Teil dieses Grashalms; und Sie werden sagen: »Mein Gott, das ist ein Wunder! Habe noch nie so was Schönes gesehen! Ich meine die Farbe und die Maserung.« Und dann pflücken Sie einen anderen Grashalm und sagen: »Mein Gott, sie sind nicht gleich!« Jeder Grashalm ist anders. Aber Sie sind nicht stehengeblieben, um zu schauen, Sie haben nur einmal flüchtig hingesehen.

Bleiben Sie stehen und betrachten Sie eine Pflanze. Bleiben Sie stehen und betrachten Sie einen Baum. Schauen Sie einen Baum an und Sie werden niedersinken, Sie werden weinen. Sie werden sagen: »Ich habe noch nie solche Schönheit gesehen!« Aber Sie sind nicht stehengeblieben, um einen Baum zu betrachten. Sie haben bloß einen Baum angesehen und gesagt: »Das ist alles.« Schauen Sie zum Himmel. Sie sagen: »Ja, ich hab den Himmel gesehen.« Sie haben den Himmel nicht gesehen. Bleiben Sie stehen und schauen Sie zum Himmel und Sie könnten den ganzen Tag so dastehen. Die Vielfältigkeit der Veränderungen; was er versucht, Ihnen zu erzählen; und dann wird er wirklich zu einem Teil von Ihnen.

Jetzt können Sie sehen.

Zurück zu den Menschen. Wir sehen uns untereinander mit derselben beschränkten Sichtweise an. Wir sagen: »Ach ja, ich habe Joe gesehen.« Sie haben Joe nicht gesehen. Sie sahen einen Körper und Sie sagten: »Sicher, das ist Joe.« Aber Joe ist mehr als ein Körper. Wie der Grashalm mehr als nur ein Ding ist, das auf dem Feld liegt; und der Baum etwas ganz einzigartiges; und Joe genauso.

Wir sehen einander an und bilden uns eine Meinung voneinander, ohne hinter die körperliche Erscheinung zu blicken. Der Geist ist wichtiger als der Körper. Und die Seele, das was ein Wesen ausströmt und ausstrahlt, ist noch wichtiger als der Geist.

Wenn Sie einen Baum gründlich betrachten, müssen Sie Ihre Sehfähigkeit entwickeln. Sie müssen Ihr Gesichtsfeld erweitern. Es ist alles da, damit wir es sehen können, doch wir entscheiden, nur einen Teil davon zu sehen, weil wir zu sehr in Eile sind. Wir entscheiden uns, nur einen Teil voneinander zu sehen. Kein Wunder, daß es Feindseligkeit, Haß und Bitterkeit auf der Welt gibt. Um Himmels Willen! Wir sind alle Brüder und Schwestern; aber wir behandeln einander nicht so. Wir sehen einander nicht, wie wir wirklich sind. Wir sehen nur das kleine bißchen, das wir sehen müssen. Aber wenn Sie das Göttliche, die Seele, in einem anderen Menschen sehen können, dann haben Sie noch nie ein schöneres Geschöpf auf dieser Erde erblickt als Ihren eigenen Bruder und Ihre eigene Schwester. Aber wie können Sie das erkennen, wenn Sie Ihre Sehfähigkeit nicht so entwickeln, daß Sie in einen Menschen hineinschauen können? Und dann verschwindet all der Haß und die Feindseligkeit. Wenn Sie ein menschliches Wesen wirklich anschauen, sehen Sie eine Widerspiegelung Gottes und Ihr eigenes Abbild und das Abbild des anderen in sich.

Vielleicht sagen Sie: »Was hat das mit chinesischer Medizin zu tun?« Nun, diejenigen unter Ihnen, die schon einmal nach den Regeln der Traditionellen Chinesischen Medizin untersucht wurden, wissen, daß diese Untersuchung zwei bis zweieinhalb oder drei Stunden dauert. Was wir versuchen, ist, direkt in Ihr Innerstes hineinzugelangen, damit wir Sie von allen drei Ebenen her als ein einmaliges Individuum betrachten können.

Nach den vorangegangenen Worten gibt es keinen Mann oder keine Frau auf der Erde, die einem anderen im entferntesten gleichen. Wir sagen: »Männer«, »Frauen«! Lächerlich, so etwas wie Männer gibt es nicht! So etwas wie Leute gibt es nicht! Denn jeder Mann und jede Frau ist ein einmaliges Individuum. Sie sind so verschieden wie zwei Grashalme. Sie sind so verschieden wie zwei verschiedene Bäume.

Wenn Sie jemanden behandeln, der krank ist, müssen Sie verstehn, wie dieses einmalige Individuum funktioniert. Eine der Freuden in diesem Medizin-System ist, daß man niemals zwei Leute auf die gleiche Weise behandelt. Also, wenn diese junge Dame einen Husten hat und jene junge Dame hat einen Husten, würden die beiden völlig unterschiedlich behandelt. Warum? Weil sie beide einmalige Individuen sind. Sehr verschieden. Jetzt sehen Sie, wo wir in der westlichen Medizin in eine Falle geraten (obwohl ich westliche Medizin nicht abwerte). Wir sagen: »Sie nehmen das, und Sie nehmen auch das.« Doch ihr geht es besser und ihr geht's schlechter – mit derselben Medizin.

Nehmen Sie ein starkes Mittel wie Penicillin, das viele tausend Leben gerettet hat. Andere Leute hat es für den Rest ihres Lebens taub gemacht. Was dem einen guttut, bringt den andern um. Mit diesem Medizin-System jedoch stellen wir bei einem Menschen die ihm eigenen Bedürfnisse fest, und diese Bedürfnisse erfüllen wir.

Im weiteren Vortrag werden Sie sehen, daß Ernährung, Übungen, viele Dinge eine große Rolle spielen, wenn man Körper, Geist und Seele gesund erhalten will. Wie viele verzweifelte Menschen haben sich durch Umstellung auf eine Diät noch kränker gemacht; denn so etwas wie eine für alle gültige Ernährungsweise gibt es nicht. Was den einen gedeihen läßt, zerstört den anderen. Sie sind aus verschiedenem Holz geschnitzt, Sie haben verschiedene Bedürfnisse. Sie werden daher erkennen, daß, sobald man in der Lage ist, zu verstehen, was der Körper braucht, man eine auf diesen Menschen zugeschnittene Kost zusammenstellen kann. Doch eine grobe Diät für alle und jeden kann manchen helfen und andere umbringen.

Jetzt wird deutlich, daß wir einmalige Individuen sind; und ein Arzt muß uns immer in diesem Licht betrachten. Das ist sehr, sehr spannend. Und Sie erkennen auch, wie ein Mensch eine Krankheit haben kann und ein andrer Mensch eine fast gleiche Krankheit. Den einen mag sie umhauen und er muß ins Bett und fühlt sich sterbenselend, während der andere weiter seiner Arbeit nachgehen kann, obwohl er dieselbe Art von Krankheit hat. Dies zeigt Ihnen, welche Bedeutung die geistige und seelische Verfassung eines Menschen hat, wenn es um Krankheit geht.

Sie werden auch erkennen, daß wir viel zu viel Gewicht auf körperlichen Schmerz und körperliche Erscheinungen legen. Und ich möchte behaupten, daß die meisten Leute eine ganze Menge körperlichen Schmerz ertragen können. Aber Sie wissen, was Sie nicht ertragen können: wenn es anfängt auf Ihren Geist überzugreifen. Wenn Sie niedergeschlagen sind, wenn Sie sich Sorgen machen, wenn Sie ängstlich werden, wenn Sie sich verspannen, wenn Sie nicht schlafen können, wenn Sie richtig reizbar und verdrießlich werden, dann fühlen Sie in sich drin, daß Sie keine Lust mehr haben weiterzumachen. Das ist schlimmer. Die geistige Qual ist schlimmer als körperlicher Schmerz. Und wenn Sie noch tiefer gehen, zur seelischen Qual, das ist dann der Punkt, an dem Sie aufgeben wollen. Es lohnt sich nicht zu leben — es hat einfach keinen Sinn mehr weiterzumachen.

Nun zu einem weiteren Grund, warum wir den Kampf gegen Krankheiten nicht gewinnen. In der Vergangenheit, vor etwa ein- zweihundert Jahren gab es Krankheiten, die man mit Namen wie »Arthritis«, »Hexenschuß« und »Rheumatismus« bezeichnet hat (in der Traditionellen Chinesischen Medizin geben wir den Krankheiten keine Namen), die oft dadurch entstanden, daß die Leute im Freien arbeiten mußten und dürftig bekleidet, unterernährt und schlecht untergebracht waren. Da sie diesen unnatürlichen Bedingungen ausgesetzt waren, wurde der Körper von den äußeren Elementen angegriffen. Sie bekamen Hexenschuß, Rheumatismus oder Schiefhals. Heutzutage ist jeder, zumindest im Westen, recht gut untergebracht und jeder ist recht gut ernährt. Wenn Sie eine Arbeit im Freien haben und es regnet, dürfen Sie sich heute unterstellen. Sie müssen nicht bis zu den Knien im Matsch arbeiten wie man es vor hundert Jahren tat. Ihnen stehen alle erdenklichen Erleichterungen zur Verfügung. Und trotzdem gibt es noch genauso viel Rheumatismus und Arthritis und Schiefhals wie vor hundert Jahren. Aber die Ursache liegt jetzt statt außen innen. Die Krankheit wird jetzt durch Sorgen, Angst, Kummer, Feindschaft, Ärger, Haß und Eifersucht verursacht: all das tritt nun im Körper als Rheumatismus usw. in Erscheinung.

Wenn Sie diese beiden Zusammenhänge vor sich haben, können Sie erkennen, wie dumm es ist, Rheumatismus zu behandeln. Das eine Mal wurde er durch übermäßige Feuchtigkeit, Kälte, im-Wasser-Stehen, fehlende Lüftung, fehlende Wärme, schlechte Kleidung usw. verursacht. Heutzutage ist es der innere Beweggrund. Der Haß, der Ärger, die Angst kehrt sich in aggressive Energie um, und dann tritt bei Ihnen Rheumatismus auf und Sie können Ihre Arme nicht mehr bewegen. Wie dumm, eine Tablette zu geben, um es zu heilen! Der eine Rheumatismus entstand aus einer äußeren Ursache; heute ist die Ursache innen.

Es ist unsere Aufgabe, die Ursache der Krankheit zu finden; also würden wir in diesem Fall versuchen, die innere Ursache für den Rheumatismus zu finden. Haben wir erst einmal die Ursache festgestellt, versuchen wir sie zu beheben. Wenn wir sie beheben können, verschwindet der Rheumatismus, nicht für einen Tag, nicht für ein Jahr, sondern für immer. Die Hauptsache in diesem Medizin-System ist daher vor allem unsere Fähigkeit, die Ursache der Krankheit zu diagnostizieren.

Bevor wir damit weitermachen, müssen wir in groben Umrissen verstehen, wie Akupunktur tatsächlich wirkt. Ich werde es Ihnen auf sehr grundlegende, vereinfachte Weise erklären – wie ich schon sagte, kann es ein kleines Kind verstehen.

In diesem System wird davon ausgegangen, daß wir in

unserem Körper zehn Organe und zwei Funktionen haben. Heute nachmittag, falls Sie noch hier und noch nicht nach Hause gegangen sind, möchte ich eine dieser Funktionen Ihrem Verständnis etwas näher bringen: Kreislauf-Sexualität.

Die zehn Organe sind: Ihr Herz, Dünndarm, Blase, Nieren, Gallenblase, Leber, Lunge, Dickdarm, Magen und Milz. Das sind die zehn Organe und die Chinesen sagen, daß wir zusätzlich zwei Funktionen besitzen: Kreislauf-Sexualität und Dreifacher Erwärmer.

Wenn diese zehn Organe und zwei Funktionen in Gleichgewicht und Harmonie miteinander arbeiten, wie die Natur es vorgesehen hat, ist es unmöglich – ich wiederhole das Wort: unmöglich – in Körper, Geist oder Seele krank zu sein. Jede Krankheit, überall auf der ganzen Welt, ist die Folge davon, daß eines oder mehrere dieser Organe nicht einwandfrei arbeiten. Sobald dieses Organ (oder die Organe) anfangen, aus ihrem Gleichgewicht zu geraten, ist das Ergebnis Krankheit, entweder Krankheit des Geistes oder Krankheit des Körpers oder Krankheit der Seele. Und dann können Sie ihr einen Namen geben! Ist das nicht eine gewagte Behauptung?

Im Grunde ist die Aufhebung des Ungleichgewichts alles, was wir tun müssen: das heißt diese Organe so gut wie irgend möglich ins Gleichgewicht zu bringen; dann verschwindet die Krankheit. Eine gewagte Behauptung; doch sie ist hundert Prozent wahr.

Wie beeinflussen wir diese Organe? Nun, durch jedes Organ in unserem Körper führt ein Meridian oder ein Pfad. Und auf diesem Meridian fließt lebendige *Ch'i*-Energie, oder Lebenskraft, nennen Sie es wie Sie wollen. Und es ist diese lebendige *Ch'i*-Energie, die es dem Organ ermöglicht zu arbeiten. Jetzt sagen Sie: »Halt, warten Sie mal! Da kann ich Ihnen nicht folgen.« Nun, lassen Sie mich einmal über das Organ sprechen, das Sie alle kennen, das Herz. Sie wissen alle, daß Sie ein Herz haben, nicht wahr? Nehmen Sie sich ein Lehrbuch und es sagt Ihnen genau, wo es liegt. Und Sie erfahren, daß Sie so ein Herz haben, und daß es pumpt – bumm, bumm, bumm. Manchmal fühlen Sie es, besonders wenn Sie verliebt sind; es schlägt schneller!

Also, wie arbeitet das Herz? Haben Sie sich je Gedanken darüber gemacht? So etwas wie immerwährende Energie gibt es nicht. Es gibt kein perpetuum mobile – ohne eine Kraft, die es antreibt. Was, glauben Sie, treibt das Herz an?

Ihre Lunge dehnt sich aus und zieht sich zusammen. Was, glauben Sie, bewirkt, daß sie sich ausdehnt und zusammenzieht? Es ist die Lebensenergie *Ch'i*, die zu diesen Organen fließt. Lassen Sie mich einen einfachen Vergleich ziehen.

Nehmen Sie den besten Automotor der Welt, das ist natürlich ein Rolls Royce – übrigens werde ich dafür bezahlt, daß ich das sage. Da haben Sie eine Maschine, die bis ins letzte ausgefeilt ist. Die bauen Sie nun in ein Auto ein, und Sie können nicht einmal die 57. Straße hinunterfahren, wenn Sie kein Benzin in den Tank füllen. Wenn Sie erst einmal getankt haben und das Benzin mit der richtigen Menge Luft gemischt ist, fängt die Maschine an zu laufen und Sie fahren gemütlich die Straße hinunter.

Ist die Mischung zu schwach und Sie haben denselben wunderbaren Motor, dann geht er aus, an, aus, an, stottert. Der Motor kann nur so gut arbeiten, wie die Mischung aus Luft und Benzin es erlaubt. Füllen Sie Flugzeugbenzin hinein, dann wird derselbe Motor hochjagen und heißlaufen. Daran können Sie sehen: auch wenn der Motor wichtig ist, noch wichtiger für die Lebensdauer und den guten Lauf dieses Motors, damit er 100, 200 oder 300 000 km laufen kann, bevor er zusammenbricht, ist das Benzin-Luft-Gemisch.

Kommen wir jetzt wieder zum Herzen. Sie besitzen gewissermaßen eine Kraftstoffleitung, in der das Benzin und die Luft fließen, die wir *Chi'i*-Energie nennen wollen. Sie haben einen Meridian, der an der Innenseite Ihres kleinen Fingers beginnt und quer über Ihre Handfläche geht, am inneren Unter- und Oberarm zur Achsel hinaufläuft und dann genau zum Herzen hinüberführt. Er geht weiter zum Umbilicus hinunter – für diejenigen von Ihnen, die keine Fachausdrücke mögen, zum Bauchnabel – kommt hier an der Seite der Kehle wieder herauf, geht hinauf zum Mund und führt direkt zum Herzen. Ihr Herz kann nur so gut arbeiten, wie diese Lebensenergie *Ch'i* es ihm erlaubt.

Auf diesem Meridian gibt es bestimmte Akupunkturpunkte. Und wir wollen sehen, was sie im Vergleich mit dem Auto bedeuten. Ist das Gemisch zu schwach, ändert der Automechaniker die Einstellung ein wenig, und wenn er die Maschine erst einmal richtig eingestellt hat, läuft sie wunderbar. So gesehen ist Traditionelle Akupunktur Automechanik. Wir greifen in die Akupunkturpunkte ein, und wir können diese *Ch'i*-Energie beeinflussen, um das Herz ins Gleichgewicht zu bringen, so daß das jagende Herz sich wieder beruhigen kann. Das Herz, das nur unter Mühen schlug, kann jetzt ohne Anstrengung schlagen. Darin liegt der Nutzen von Akupunkturpunkten. Das ist die Art und Weise, wie wir die *Ch'i*-Energie beeinflussen, damit das Organ so normal arbeiten kann, wie es menschenmöglich ist.

Auf einigen Meridianen haben wir nicht mehr als neun Akupunkturpunkte, auf anderen nicht weniger als siebenundsechzig. Auf dem ganzen Körper gibt es etwa 360 Punkte, über die wir die Energie beeinflussen können, die zu jedem einzelnen der zwölf Organe in Ihrem Körper fließt. Und es ist unser Bestreben zu versuchen, alle zwölf dahin zu bringen, so weit wie möglich ins Gleichgewicht zu kommen. Darum macht es uns auch nichts aus, ob Sie mit Krebs oder Husten kommen. Wenn wir in diesen zwölf Organen das Gleichgewicht herstellen können, verschwindet die jeweilige Krankheit. Ist das nicht eine gewagte Behauptung? Doch es entspricht den Tatsachen, es ist wahr, und es ist sehr, sehr einfach zu bewerkstelligen – auf recht schwierige Art.

Woher wissen wir nun, ob die Organe so arbeiten, wie die Natur es vorgesehen hat? Ich werde Ihnen die Vielfalt an Methoden aufzeigen, mit denen wir die Notsignale wahrnehmen können, die der Körper aussendet.

Sie werden wohl verstanden haben, was ich meinte, als ich Ihnen sagte, Sie seien halb blind, oder daß Sie nur halb sehen, halb hören, halb fühlen. Glauben Sie, daß die Natur so heimtückisch ist, daß man an einem Tag voll der Freuden des Frühlings zu Bett gehen kann und am nächsten Tag mit Lungenentzündung oder Rippenfellentzündung oder Bronchitis aufsteht. Nein, die Natur tut so was nicht. Die Natur ist sehr, sehr freundlich. Die Natur warnt uns sechs Monate, neun Monate, zwölf Monate bevor die Krankheit ausbricht und teilt uns mit, daß etwas schief läuft. Doch wir sind so blind, wir sind so taub, wir sind so abgestumpft, daß wir überhaupt nichts merken, und wir sehen nichts, bis es zu spät ist.

Das Schöne an Traditioneller Chineschischer Medizin ist, daß es ein vorbeugendes Medizin-System ist. Wenn Sie bei jedem Wechsel der Jahreszeit zum Doktor gingen und er wäre in der Lage, eine Diagnose zu stellen, dann würde er, sobald er empfände, daß irgendein Teil von einem der Organe ein klein wenig aus dem Gleichgewicht gerät, das Gleichgewicht wiederherstellen und so die Krankheit verhindern. Klingt das nicht vernünftig?

Was machen wir mit unseren Autos? Wir kaufen ein brandneues Auto und müssen es eines Tages zum Ölwechsel oder zur Inspektion bringen. Sie überprüfen die Zündkerzen, Sie machen dies, Sie machen das. Warum? damit das Auto Ihnen weiterhin gute Dienste leistet. Der Kfz-Mechaniker sagt: »Warten Sie mal, lassen Sie das Ding lieber nachsehen, da klopft etwas.« Und Sie werden sagen: »Gut, wollen Sie es reparieren? Wieviel kostet es?« und werden es bezahlen.

Wenn ich aber die Straßen entlang ginge und zu jemandem sagen würde: »Au weia, es wäre besser, wenn Sie sich von mir behandeln ließen, denn in den nächsten zwei Monaten werden Sie einen Herzinfarkt bekommen«, so würde der sagen: »Sie wollen mich wohl ausnehmen, verdammt noch mal?... Also es macht mir nichts aus, 300 Mark für mein Auto auszugeben, weil der Mechaniker gesagt hat, es geht sonst kaputt, doch kommen Sie mir nicht mit dem Unsinn, mein Körper würde kaputtgehen. Erst mal warte ich, bis er kaputtgeht, dann glaube ich Ihnen.« Es zeigt sich, daß wir den materiellen Dingen mehr Wertschätzung entgegenbringen; doch hier handelt es sich um das kostbarste Gut, das je auf das Antlitz der Erde gelangte: *ein menschliches Wesen.*

Nun, das Schöne an diesem Medizin-System ist, daß wir die Notsignale empfangen können, sobald die Natur sie aussendet. Im gleichen Augenblick, in dem irgendein Organ anfängt, aus dem Gleichgewicht zu geraten, erzählt es uns die Natur nicht nur einmal, sondern auf etwa fünf verschiedene Arten. Es werden Notsignale ausgesendet, die sagen: »Achtung, laß das mal nachsehen.« Weil wir nicht sehen, nicht hinschauen, nicht hören, nicht spüren, nehmen wir die Botschaft nicht zur Kenntnis. Wußten Sie, daß jedesmal, wenn irgendein Organ in Ihrem Körper schlecht arbeitet, sich Ihre Gesichtsfarbe verändert?

Jetzt fangen Sie an, einander anzusehen und sagen: »O ja, ich kann es sehen. Der hier ist rot, der da ist weiß.« Aber ich meine nicht den allgemeinen Grundton. In bestimmten Bereichen Ihres Gesichts erscheint in dem Augenblick, in dem ein Organ schlecht funktioniert, eine plötzliche Farbveränderung und bleibt dort.

Eine der großen Schwierigkeiten der Studenten, wenn sie zu unserer Schule kommen, ist die, daß es vielleicht ein Jahr, vielleicht zwei oder drei Jahre oder vielleicht sogar noch länger dauern kann, bis sie ihre Sehfähigkeit so weit entwickelt haben, daß sie diese Farben sehen, wenn sie da sind. Das zeigt, wie eingeschränkt unser Sehvermögen ist. Die Studenten müssen ihre Sehfähigkeit entwickeln, damit sie das sehen können, was bereits da ist.

Ein Kind kann es sehen. Genauso konnten Sie es, als Sie noch klein waren. Aber haben Sie in den Jahren Ihres Wachstums wirklich einmal Zeit darauf verwendet, diese Gottesgabe zu entwickeln? Nein, Sie haben sie vernachlässigt. Sie einfach benutzt, wofür Sie wollten, anstatt sie zu entwickeln. Mein Gott! Sie sehen nicht nur mit Ihrem körperlichen Auge, Sie sehen auch mit Ihrem geistigen Auge. Man sagt: »Siehst du, was ich meine?« Nun, Sie sehen natürlich nicht körperlich, was ein anderer meint, sondern Sie sehen »innerlich« was er meint. Mit dem geistigen Auge zu sehen ist eine andere, eine tiefergehende Art zu sehen als mit dem körperlichen Auge. Doch mit dem Auge der eigenen Seele die Seele eines anderen erkennen, ist das tiefste Sehen überhaupt. Verstehen Sie, was ich meine, wenn ich sage, daß wir halb blind sind? Wir können noch nicht mal diese Farbe sehen, bis wir unsere Sehfähigkeit wieder entwickelt haben. Nehmen Sie einen unserer Mitarbeiter am College, wie Richard hier; er kann sich umdrehen und sagen: »Ja, Jack, ich kann diese Farben so klar sehen wie den hellen Tag.« Doch vor sieben Jahren hätte er gesagt: »Wollen Sie mir einen Bären aufbinden, wenn Sie sagen, daß da eine Farbe ist?« Das zeigt, wie stark sich seine Sicht seitdem entwickelt hat. Und viele der Behandler in diesem Raum werden Ihnen bestätigen, daß es wahr ist.

Zweitens sendet Ihr Körper einen Geruch aus, sobald ein Organ in Ihrem Körper aus dem Gleichgewicht gerät. Rücken Sie nicht voneinander ab, denn Sie können nicht mal halb riechen! Ich meine, wenn Sie es könnten, würden Sie nicht sitzen, wo Sie sind!

In dem Augenblick, in dem ein Organ beginnt, nicht mehr richtig zu funktionieren, wird von Ihrem Körper ein Geruch ausgesendet. Nun, ist es nicht wunderbar, daß die Natur das für uns tut? Doch wir haben solche Scheuklappen, daß wir es nicht wahrnehmen können. Sie wissen erst, daß es wahr ist, wenn die Krankheit völlig augenscheinlich geworden ist. Diejenigen von Ihnen, die etwas mit Medizin zu tun haben, wissen, daß man früher, als Tuberkulose verbreitet war, nur zur Tür herein zu kommen brauchte, und man konnte die TB riechen, man konnte den Tod riechen. Wenn Sie einen Raum betreten, in dem ein Kind hohes Fieber hat, können Sie das Fieber riechen, wenn es wirklich schlimm ist. Doch wenn Sie richtig riechen würden, könnten Sie diese Abweichung, diese drohende Krankheit drei Monate vor ihrem Ausbruch riechen.

Ist Ihnen bekannt, daß in dem Augenblick, in dem ein Organ in Ihrem Körper aus dem Gleichgewicht gerät, sich Ihre Gefühle ändern. »Gefühle«, sagen Sie, »was zum Teufel ist das?« Wir werden über sie sprechen, weil es wirklich wunderbar ist, über sie Bescheid zu wissen. Dann wird Ihnen klar, warum wir uns so verhalten wie wir es tun. Nicht aus freier Wahl, sondern weil die Organe in Ihrem Körper festlegen, wie Sie gefühlsmäßig reagieren. *Sie* bestimmen es nicht. *Sie* kontrollieren es nicht. Es sind die Organe in Ihrem Körper, die es kontrollieren.

Weiterhin haben wir sechs Pulse an der einen Hand und sechs Pulse an der anderen. Jeder von ihnen steht in Beziehung zu einem der Organe. Und sofort, wenn es in einem der Organe zu einer Störung kommt, kann man es spüren, wenn man »die Pulse fühlt«.

Das ist eine andere Schwierigkeit, durch die die Studenten hindurch müssen. Zuerst sagen alle: »Ich kann nichts spüren.« Weil sie die von Gott geschenkte Empfindungsfähigkeit in ihren Händen nicht entwickelt haben. Schauen Sie einem Säugling zu. Ein Säugling braucht noch nicht einmal hinzufassen. Ein Baby kann von weitem Umrisse, Größen, Schwingungen spüren.

Und was machen wir dann mit diesem kostbaren Geschenk? Wir vergeuden es einfach. Sagen Sie bloß nicht: »Ich kann spüren, ich kann fühlen!« Sie müssen ein paar Jahre damit zubringen, diese Fähigkeit zu entwickeln, wieder neu zu entwickeln. Dann können Sie die zwölf Pulse unterscheiden. Dann können Sie sagen: »O, nun kann ich es körperlich spüren: da ist eine Störung in einem Organ!«

Auch Ihre Stimme verändert sich bei jeder Störung in einem der Organe in Ihrem Körper. Sie sagen: »Was soll das heißen, meine Stimme verändert sich?« Ihre Stimme *verändert sich*. Ihre Stimme wird von den Organen kontrolliert, nicht von Ihnen. Wir werden noch näher darauf eingehen.

Also, wir haben die Farbe. Wir haben den Geruch. Wir haben die Pulse. Wir haben die Gefühle und die Stimme. In allen zeigen sich Veränderungen schon sechs Monate, neun Monate, ja ein Jahr bevor Sie tatsächlich krank werden. So freundlich ist die Natur. Immer wieder sagt die Natur zu Ihnen: »Es läuft was falsch, es läuft was falsch, es läuft was falsch.« Aber wir schauen nicht hin. Wir sehen nicht. Wir fühlen nicht. Wir warten, bis wir die Krankheit haben und dann sagen wir: »Ich bin krank.«

Das ist eine der Freuden: Krankheiten verhindern zu können. Allerdings sind in der westlichen Welt die meisten Patienten, die zu uns kommen, Patienten, die von anderen Medizin-Systemen aufgegeben wurden. Vielleicht hat ein Arzt gesagt: »Es tut mir leid, wir können nicht mehr für Sie tun. Sie müssen diese Medikamente bis an Ihr Lebensende nehmen.« Die Leute, die zu uns kommen und uns um Hilfe bitten, sind gewöhnlich solche Patienten. Und obwohl sie, wenn sie zu uns kommen – wie soll man sagen, am falschen Ende des Spektrums liegen – sind wir, mit Gottes Gnaden in vielen Fällen in der Lage, das Gleichgewicht ihrer Organe wiederherzustellen, und die Krankheit kann daher verschwinden. Und das ist sehr schön.

Nun, würde es sich nicht lohnen, wenn wir etwas mehr von diesen Gerüchen, diesen Gefühlen und diesen Tönen verstehen würden? Es könnte uns erklären, warum wir uns in einer bestimmten Weise verhalten und ganz besonders, warum Menschen, die uns nahe stehen, plötzlich ihr Verhalten ändern.

Sie sehen oft, daß zum Beispiel ein Mann mit einer Frau zusammen ist und sie sind recht glücklich. Eines Tages sagt sie: »Ich weiß nicht, was mit meinem Mann los ist. Neuerdings, wenn er von der Arbeit heim kommt, ist er verdammt gereizt. Er tritt die Katze. Hat keine Zeit für die Kinder. Wenn sein Essen nicht auf dem Tisch steht, beginnt er zu toben. So war er nie. Wenn man mit ihm in Gesellschaft ist, muß man aufpassen, was er sagt, sonst beleidigt er die ganze Runde. Er ist völlig verändert.« Das ist die Krankheit.

Er möchte nicht so sein. Wer auf der Welt möchte so sein? Doch viele Leute *sind* so. Und wenn wir weitergehen, werden Sie verstehen, daß wenn bei Ihnen das Element Holz, das Ihren Ärger kontrolliert, nicht im Gleichgewicht ist, dann gerät Ihr Ärger aus dem Gleichgewicht. Sie haben ihn nicht unter Kontrolle. Das ist ebenfalls ein Notsignal des Körpers, das sagt: »Kannst du jetzt sehen, daß du Hilfe brauchst?« Aber nein; wir müssen warten, bis ein Mensch Gelbsucht oder Schuppenflechte bekommt oder eine Leberkrankheit oder Gallensteine. Dann erkennen wir, daß eine Störung im Holz-Gleichgewicht vorliegt, und dann ist es in vielen Fällen zu spät.

Also, was werde ich Ihnen erzählen, wenn Sie Kaffee getrunken haben? (Es ist ja nicht wirklich der Kaffee, den Sie wollen. Ich sehe, daß einige von Ihnen nach einer Zigarette schmachten. Daß ab und zu einer aus der Tür huscht, um eine zu rauchen. Das zeigt wieder die Störung des Gleichgewichts, doch es ist eine Art gesundes Un-

34

gleichgewicht, das ich auch habe.) Was ich also tun werde, wenn Sie wiederkommen, falls Sie wiederkommen, ist zu beginnen über die fünf Elemente zu sprechen und über die Grundgesetze in den fünf Elementen. Und, bei Gott, Sie werden tatsächlich verstehen, wie Sie funktionieren und warum Sie so funktionieren und nicht anders, und dabei werden wir eine Menge Spaß haben!

An diesem Punkt ernennen wir gewöhnlich einen obersten Kontrolleur. Wissen Sie, normalerweise haben wir einen Gott, einen König. Jeder möchte gern Gott oder König sein. Also nehmen wir die stärkste Person, vor der Sie alle wahrscheinlich vor Angst zittern. Deshalb werden wir Sie zum obersten Kontrolleur ernennen. (J.R. wählt einen der Zuhörer aus.) Sie können diesen Leuten eine feste Zeit geben; und dann müssen sie zurücksein, wenn Sie es sagen. Ist das in Ordnung? Wie lange möchten Sie?... Gut, ich freue mich, Sie in fünf Minuten zu sehen. Das ist gesund. Nein, wir machen es anders, weil Sonntag ist und damit Sie sehen, daß wir Sie gernhaben und mit Ihnen fühlen: wir geben Ihnen sechs Minuten. Wenn Sie dann wieder hier auf Ihren Plätzen sind, legen wir los über Traditionelle Chinesische Akupunktur. O.K.?

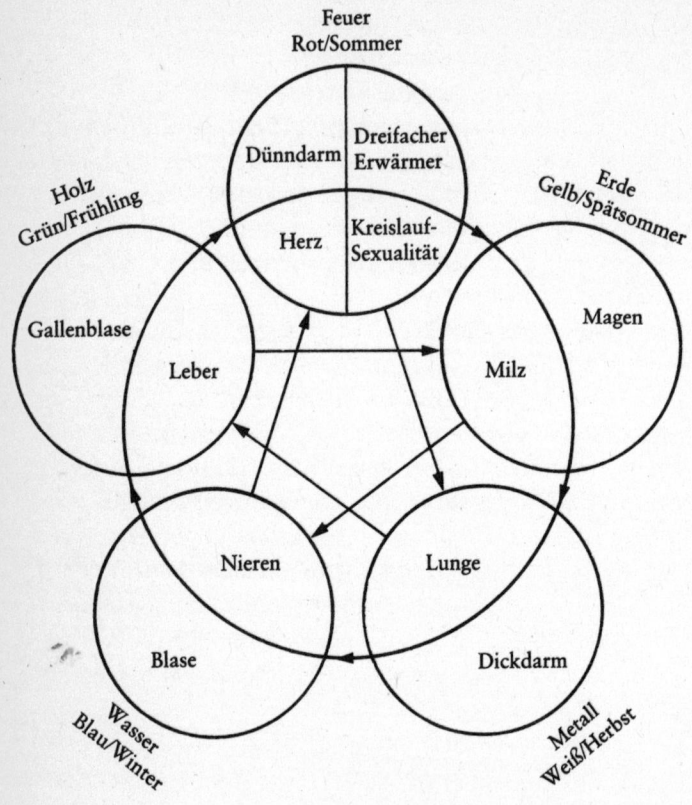

DIE FÜNF ELEMENTE

Nach dem Kaffee

Hier auf dieser Schautafel (*siehe Seite gegenüber*) sehen wir das rote Element Feuer. Und Sie bemerken, daß wir im Feuer zwei Organe haben: das Herz und den Dünndarm. Dazu kommen zwei Funktionen, nämlich Kreislauf-Sexualität und Dreifacher Erwärmer. Diese bilden das Element Feuer.

Als nächstes haben wir das gelbe Element Erde; Magen und Milz befinden sich im Erd-Element. Dann das weiße ist das Element Metall, darin haben wir die Lunge und den Dickdarm. Das blaue daneben stellt Wasser dar, dazu gehören die Blase und die Nieren. Das grüne schließlich verkörpert Leber und Gallenblase, sie bilden das Element Holz.

Sie können sehen, daß jeder dieser Kreise mit dem nächsten durch eine Linie verbunden ist, die sich im Uhrzeigersinn in einem größeren Kreis bewegt: und auf diese Weise bewegt sich die Lebensenergie *Ch'i* durch die Ganzheit von Körper, Geist und Seele vom Augenblick Ihrer Geburt an bis zu Ihrem Tod. Die Energie wandert von einem Organ, einem Element, zum andern, in einem ununterbrochenen Kreislauf.

Hier sehen wir, daß es vieles gibt, das wir schon aus den Elementen selbst deuten können.

Zuallererst steht das Element Feuer für den Sommer. Sommer ist die besonders schöne Zeit im Jahr, in der wir einen Teil unserer äußeren Hülle ablegen können und die Sonne an unsere Körper ranlassen und uns von ihr nähren und aufmuntern lassen. Danach kommt, etwas später, eine Zeit, in der wir den Spätsommer begrüßen, wenn die Abende etwas kühler werden. Und auch der

Spätsommer hat etwas Wärme und eine leichte Brise; eine sehr schöne Jahreszeit.

Wir gehen weiter zum Herbst, und das ist auch eine großartige Periode des Jahres, in der die Natur eine Vielfalt der Farben zeigt. Jetzt fällt alles von den Bäumen und kehrt zur Erde zurück, von der es kam.

Und dann haben wir den Winter, der wieder eine andere wunderschöne Zeit des Jahres darstellt. Eine Zeit der Stille, in der nicht so viel geschieht. Ganz einfach eine ruhige Periode. Irgendwann während des Winters bedeckt der Herr in seiner Weisheit jedermanns Vorgarten mit zehn Zentimeter hohem Schnee, so daß all unsere Gärten gleich sind. Es ist die große Zeit des Ausgleichs.

Dann haben wir den Frühling, das ist eine herrliche Periode im Jahr. Die Jahreszeit von Geburt und Wachstum – und man erzählt mir, daß die Neigung eines jungen Mannes dann in Liebe umschlägt. Sein Schritt ist leicht und hoppla, der Frühling kommt!

Es gibt fünf Jahreszeiten, in denen jeder, der in Körper, Geist und Seele einigermaßen ausgeglichen ist, sich wohlfühlen kann. Zufrieden. Seien Sie dankbar für jede dieser Jahreszeiten.

Doch wenn Ihr Gleichgewicht gestört ist – sagen wir, zum Beispiel, in der Leber und Gallenblase, die dem Element Holz entsprechen, das von der Jahreszeit Frühling regiert wird – dann hassen Sie den Frühling. Oder aber Sie lieben den Frühling; »O, das ist für mich die schönste Jahreszeit.« Wie können Sie die eine bevorzugen, wenn Sie fünf unterschiedliche, wunderschöne Jahreszeiten haben, von denen jede uns etwas Neues und Frisches schenkt?

Wenn Sie eine größere Gleichgewichts-Störung im Element Wasser, d.h. in Blase und Nieren haben, dann hassen Sie den Winter. »O Gott, ich kann den Winter nicht ausstehen.«

War Ihnen klar, daß sogar solch ein einfacher Anhaltspunkt wie dieser für den Körper ein Weg ist,

Ihnen zu sagen: »Halt mal, in deinen Nieren und deiner Blase ist etwas nicht in Ordnung!«?

Dann gibt es andere Leute, die sagen: »Ich hasse die Sonne. Ich halte die Sonne nicht aus. In der Sonne geht es mir viel schlechter.« Sind Ihr Herz oder Ihr Dünndarm oder die Funktionen Kreislauf-Sexualität oder Dreifacher Erwärmer nicht im Gleichgewicht, dann werden Sie entweder die Sonne lieben – oh, und sie anbeten – oder Sie tun genau das Gegenteil und verabscheuen sie.

Begreifen Sie, daß die Natur Ihnen diese Warnungen gibt? Daß, sobald eins der Organe leicht aus dem Gleichgewicht ist, es sich auf Ihr Befinden in der Jahreszeit auswirkt? Wenn Sie also plötzlich feststellen: »Mein Gott! Bis jetzt habe ich den Sommer geliebt, jetzt hasse ich ihn!«, achten Sie auf das Alarmzeichen, das aus Körper, Geist und Seele kommt. Denn wenn Ihr Feuer-Element nicht im Gleichgewicht ist, hassen Sie die Hitze. Warten Sie nicht, bis Sie eine Herzstörung oder ernsthafte Schwierigkeiten mit dem Dünndarm oder irgendwelche sexuellen Störungen bekommen, die schließlich folgen. Finden Sie heraus, warum das so ist, daß Sie nicht im Einklang mit den Jahreszeiten leben können, obwohl jede etwas ganz besonderes anzubieten hat. Ein kleines Kind könnte das verstehen; doch haben Sie erkannt, daß Ihr Körper Ihnen diese Botschaft sendet? Sehen Sie nicht darüber hinweg. Sagen Sie: »Halt, was ist los? Warum ist das bei mir so?« Und Sie werden erkennen, daß eines der Organe, die zu dem Element gehören, das mit der entsprechenden Jahreszeit im Zusammenhang steht, Ihnen ein Notsignal zukommen läßt: irgendetwas stimmt nicht. Sie sehen, wie sehr, sehr einfach das ist.

Das ist eine der Warnungen, die Ihnen die Natur schickt, die Sie selbst, ohne irgendwelche Kenntnisse, verstehen können. Ich werde niemanden bitten, die Hand zu heben; doch ich bin sicher, daß es einige Leute hier im Raum gibt, die sagen könnten: »Wenn ich fünf, sechs, sieben Jahre zurückdenke, weiß ich noch, daß ich gern in die Sonne gegangen bin; ich ging immer gern ins Wasser; jetzt kann ich es nicht mehr ausstehen.«

Verstehen Sie? Diese Veränderung kommt einfach daher, daß Ihr organisches Gleichgewicht gestört ist und sich jetzt verschlechtert. Wenn Sie das Gleichgewicht wieder herstellen, werden Sie wieder dahin kommen, nicht eine Jahreszeit lieber zu mögen als eine andere, sondern sich in jeder einzelnen der Jahreszeiten sehr zufrieden und sehr zu Hause zu fühlen. Doch ohne dieses Gleichgewicht geht es Ihnen als Folge der Fehlleistung eines Organs, das zu dem entsprechenden Element gehört, in der einen oder anderen Jahreszeit schlecht.

Die Gesetze, in denen die fünf Elemente enthalten sind, sind das Gesetz von Mutter und Sohn, das Gesetz von Mittag und Mitternacht, das Gesetz von Mann und Frau, das Gesetz des Heilens und das Gesetz der fünf Elemente. Das sind die Naturgesetze, von denen ich Ihnen heute morgen erzählt habe; und sie ändern sich niemals.

Wenn wir diese Gesetze verstehen können, können wir nicht nur uns selbst besser verstehen, sondern wir können auch die Leute um uns herum viel leichter verstehen. Unsere eigenen Brüder und Schwestern.

Etwas später, wenn wir den Feuer-Kreis kennenlernen, wird klar werden, warum es heute mehr Krankheit gibt als es jemals gab, seit die Erde erschaffen wurde. Trotz der Fortschritte, die wir im Hinblick auf Lebensunterhalt, Wohnraum und Nahrung gemacht haben, nimmt die Verbreitung von Krankheiten zu. Ich wage zu behaupten, daß es vielleicht in zwei weiteren Generationen so viele geistig gestörte Leute geben wird, daß nicht genügend geistig Gesunde da sind, um sie zu betreuen; es sei denn, wir könnten aufhören, unsere eigenen Körper, Geist und Seele so töricht zu vernachlässigen und ihnen stattdessen mehr Aufmerksamkeit schenken als den neuen Vorhängen, dem neuen Auto, dem neuen Teppich, dem Status, der neuen Stelle und all diesen Dingen, die keine Freude und keine Erfüllung bringen.

Etwas, das heute stärker fehlt als zu irgendeiner anderen Zeit, ist Feuer. Es scheint, als ob wir sozusagen unsere eigenen Feuer auslöschen. Das Element Feuer, das mit dem Sommer verbunden ist, wird von Herz, Dünndarm, Kreislauf-Sexualität und Dreifachem Erwärmer regiert. Dieses Element steht für Liebe, Freude, Mitgefühl, Verständnis, Vergebung. Das sind fünf wunderschön klingende Worte. Es ist mir egal, was Sie mir über Ihre Wünsche erzählen, ich sage Ihnen, daß das Größte, das Sie alle brauchen – nein, wollen – mehr als alles andere auf der Welt, ist geliebt zu werden und jemanden zu lieben.

Wenn Sie irgendetwas anderes an die erste Stelle setzen können, dann glaube ich Ihnen nicht, weil Sie das wirklich und wahrhaftig brauchen. Das ist der Treibstoff für Ihr Leben. Wenn Sie im Element Feuer kein Gleichgewicht besitzen, wenn Ihr Feuer zu erlöschen beginnt, stellen Sie fest, daß Sie nicht fähig sind, jemanden zu lieben. Sie sind nicht fähig, sich selbst zu lieben. Sie können nicht verzeihen, können weder Mitgefühl noch Verständnis entwickeln.

Wie viele Leute gibt es, deren Leben wirklich öde ist, weil es darin kein Feuer gibt? Da ist niemand, den Sie lieben könnten, und Sie lieben nicht einmal sich selbst.

Wenn an einem dieser vier Beamten, oder vier Organe, die dem Element Feuer innewohnen, das Gleichgewicht gestört ist, beeinträchtigt das Ihre Fähigkeit zu lieben. Wie viele Leute kennen Sie, die in einem bestimmten Stadium – und vielleicht haben Sie es selbst durchgemacht – eine ungeheure Liebe für alles und jeden zu empfinden schienen, und plötzlich sagen sie dann: »Laß mich in Ruhe. Faß mich nicht an. Ich kann es nicht ausstehen. Ich will dich überhaupt nicht in meiner Nähe haben.« Wenn jemand von Ihnen durch diese Phase gegangen ist, wird Ihnen klar, daß dies wiederum ein weiteres Notsignal ist.

Wie tragisch für denjenigen, der mit erlöschendem Feuer durchs Leben geht. Welchen Sinn hat es, durchs Leben zu gehen, wenn Sie niemanden lieben können? Oder wenn niemand Sie liebt? Ich meine, wir sind doch immer noch Kinder; das ist noch etwas, das Sie nicht vergessen dürfen. Es wäre gut, von dieser dummen Vorstellung loszukommen, wir seien erwachsen. Eine weitere Weisheit der alten Chinesen. Viele Krankheiten werden dadurch verursacht, daß wir versuchen, erwachsen zu sein. Wir geben uns Mühe, Männer und Frauen zu sein: »Ich kümmere mich um meine eigenen Sachen.« Unfug! Wir sind Kinder.

Erinnern Sie sich noch daran, daß Sie als kleines Kind auf Ihre Mutter angewiesen waren? Um Sie zu füttern? Um Sie zu lieben? Wie Sie auf Ihren Vater angewiesen waren? Um Sie zu führen? Zu beschützen? Sie zu trösten? Dann kam der Tag, gewiß, an dem Sie Ihre leiblichen Eltern verließen. Aber denken Sie noch daran, daß Sie *jetzt* nur am Leben sind dank Mutter Erde, der Natur? Mutter Erde ernährt Sie. Auch wenn Ihre leibliche Mutter es schon längst nicht mehr tut, Mutter Erde versorgt Sie weiterhin mit Nahrung bis zu dem Tag, an dem Sie sterben. Ihr Vater »oben« versorgt sie mit der Luft, die Sie atmen, und dazwischen gibt es uns, die Kinder. Wer möchte erwachsen werden? Ich liebe meine natürliche Mutter und meinen natürlichen Vater genauso wie ich meine leibliche Mutter und meinen leiblichen Vater liebe. Das verleiht mir einen Sinn für Größenverhältnisse. Es flößt mir Respekt ein. Morgens, wenn ich aufstehe, danke ich Gott, daß ich einen Vater und eine Mutter habe, die für mich sorgen, denn ohne meine Mutter muß ich verhungern; und ohne meinen Vater muß ich nach vier Minuten sterben. Die Luft, die er uns schenkt, und die ich atme, und die Nahrung von meiner Mutter, die ich esse, verleihen mir Leben. Deshalb möchte ich wahrhaftig meine Mutter und meinen Vater achten.

Sehen Sie, wie wir heute, im zwanzigsten Jahrhundert, unsere Achtung für unsere Mutter zeigen? Wir bauen verdammt große Wolkenkratzer auf ihren Bauch. Wir bauen auf ihren Bauch riesige Schneisen für Flugplätze. Wir haben alle Achtung vor ihr verloren. Wir müssen diese Achtung bald widergewinnen, sonst rülpst sie plötzlich eines Tages und der Boden öffnet sich und die Häuser stürzen ein. Was für eine Art, seine Ernährer zu behandeln, die für uns sorgen! Wie kommt es, daß wir die Achtung vor der Natur verlieren? Weil es uns leicht gemacht wird. Man geht in den Großmarkt oder ins Kaufhaus, und man glaubt, das verdammte Zeug wächst in Dosen. Was immer sie auch damit machen, bevor wir es erhalten, kommt es von Mutter Natur. Aber nehmen Sie sich wirklich Zeit und denken jeden Morgen: »Danke, Mammi«? Zu Ihrer leiblichen Mutter haben Sie das gesagt, hoffe ich. Also fangen Sie jetzt an, es zu Mutter Natur zu sagen. Und sagen Sie auch: »Hallo, Pappi, danke schön!« Oder halten Sie es für selbstverständlich, daß er Ihnen weiterhin ständig die Luft zum Atmen schenkt? Schauen Sie, wie wir uns bedanken. Wir verschmutzen genau die Luft, mit der er uns versorgt. Wir müssen daher wieder dahin kommen, mehr Achtung vor unserer wahren Mutter und unserem wahren Vater zu haben, die das Leben überhaupt ermöglichen.

Wenn wir hier auf diese Zeichnung schauen, sehen wir, daß der Magen und die Milz die Erde darstellen. Das ist unsere Mutter. Wir haben gesehen, wie wichtig unsere äußere Mutter ist, um uns mit der Nahrung zu versorgen, die wir essen. Genauso wichtig ist unsere innere Mutter, um die Nahrung, die wir essen, zu verarbeiten. Und wenn unsere innere Mutter krank wird, dann sind wir wie kleine Kinder, die ihre Mutter verloren haben.

Stellen Sie sich einmal die Tausende von Symptomen

vor, die daraus entstehen können. Was geschieht mit einem kleinen Kind, dessen Mutter es, sagen wir, mitten nach New York hineinbringt und dann die Hand des Kindes losläßt? Das Kind dreht sich im Kreis: »Wo ist meine Mammi?« Das Kind gerät in Panik. Es kann von einer Lähmung erfaßt werden. Es kann sich abgelehnt vorkommen. Es kann sich völlig verlassen fühlen. Das Kind wird total unsicher. Das Kind macht sich vor Angst die Hose naß. Es mag vor Angst den Darm entleeren. Vielleicht zittert es vor Furcht. Das Kind kann hysterisch werden. So ergeht es Ihnen, wenn Mutter Erde innerhalb Ihres Körpers aus dem Gleichgewicht gerät und Sie nicht mehr an der Hand hält.

Auf der Zeichnung können wir erkennen, wie jedes der Organe einem Element innewohnt, bezw. zwei Organe jeweils zu einem Element gehören, mit Ausnahme des Feuers, das vier Organe beherbergt. Es geschieht folgendes: Die *Ch'i*-Energie fließt vom Augenblick der Geburt an bis zum Tode in einem Kreis von einem Element zum andern. Das Element Wasser zum Beispiel gibt die lebendige *Ch'i*-Energie, die Lebenskraft, weiter an das Element Holz. Sie wissen das, denn mit Hilfe von Wasser entsteht Holz; ohne Wasser ginge das Holz zugrunde. Wasser erzeugt es.

Weiter sehen wir, daß das Holz die Energie an das Feuer weitergibt. Holz erzeugt Feuer. Das ist bekannt. Und dann sehen wir, daß das Feuer die Energie an die Erde weitergibt. Feuer erzeugt aus der Asche Erde. Weiter sehen Sie, wie die Erde Metall erzeugt, denn das Metall ist in den Eingeweiden der Erde. Dann sehen wir, wie Metall Wasser erzeugt. Gäbe es im Innern der Erde nicht das Metall, könnte sich das Wasser nicht sammeln, um die Vorratsbecken zu füllen. Es würde direkt bis zur andern Seite der Erde hindurchfallen.

Wir stellen also fest, daß es sich um einen sehr natürlichen Kreislauf handelt, in dem die Energie von einem Element weitergegeben wird, um das nächste Element zu erzeugen. Um es zu fördern, um sein Wohlergehen aufrecht zu erhalten.

Jetzt wollen wir einen Blick auf das Gesetz von Mutter und Sohn werfen und erleben, in welch schöner, einfacher, wirklichkeitsnaher Sprache die Chinesen es formulieren konnten.

Sie sagen: wenn wir eine gesunde Mutter nehmen, eine körperlich gesunde Mutter, und sie hat ein Neugeborenes, dann legt die Mutter das Kind an ihre Brust und nährt es mit Milch in der richtigen Menge und von der richtigen Güte, und sie nährt das Kind mit Liebe. Lehre Nummer eins: Weder Mann noch Frau lebt nur vom Essen. Lieben ist genauso wichtig oder vielleicht noch wichtiger als die Milch, die das Kind bekommt. Sollte eine Mutter ihr Kind mit Milch und ohne Liebe nähren, dann würde das Kind nicht gedeihen. Sie sehen wieder die Weisheit, die Erkenntnis – vor fünftausend Jahren – daß Liebe ein wesentlicher Bestandteil von Wachstum und Wohlergehen ist.

Die natürliche, gesunde Mutter wiegt also ihr Kind in den Armen und nährt das Kind mit der richtigen Milch und der richtigen Menge aus ihrer Brust und mit viel, viel Liebe. Damit das Kind gedeiht. Diesem Kind wird nichts Übles zustoßen.

Aber nehmen wir an, daß eine Mutter krank ist, und daß ihre Milch nicht genügend Nährstoffe enthält. Nehmen wir an, daß es für das Kind nicht genug Milch zu trinken gibt. Nehmen wir weiter an, daß die Mutter sich zur Zeit so schlecht fühlt, daß sie das Kind nicht voller Liebe ein klein wenig extra drücken kann, sondern es nur einfach in den Armen hält und denkt: »Ach wenn sie doch bloß schneller machen würde und bald fertig wäre.« Das Kind spürt das sofort. Das Kind entbehrt die Liebe, es mangelt ihm an der richtigen Milch und es bekommt nicht genug davon.

Was geschieht mit dem Kind? Es schreit sich die Seele aus dem Leib, es kreischt, es gerät in Wut, es brüllt. Was für einen Sinn hat es, wenn der Doktor nach dem Kind schaut und sagt: »Na, mein kleines Würmchen, wie schrecklich ist das mit dir!«? Das Kind wird antworten: »Du Dummkopf. Kannst du nicht die Ursache meiner Leiden erkennen?« Also gehen Sie zur Mutter und sagen: »He, Mama, was ist los? Du bist verantwortlich. Die Natur hat es so eingerichtet, daß du das Kind nähren und versorgen sollst. Und die Mutter antwortet: »Aber ich bin doch so krank.« Deshalb stärken Sie erst die Mutter und in dem Maße, wie Sie die Mutter kräftigen, wird sie gesünder. Dann nimmt sie ihr Kind, und das Kind wird sofort ruhig, weil es die richtige Milch, die richtige Menge und die Liebe wieder erhält.

Vielleicht sagen Sie: »He, warten Sie mal! Was hat das mit mir zu tun?« Wieder die grenzenlose Weisheit der Chinesen. Die Chinesen sagen, daß das Element Holz die Mutter des folgenden Elements, des Feuers, ist. Nach diesem Prinzip wollen wir es ein bißchen weiter aufgliedern. Die Chinesen sagen, daß »die Leber im Element Holz die Mutter des Herzens im Element Feuer ist.« Jetzt erkennen Sie, wie wir uns mit unserer westlichen Denkweise irren. Hier haben wir eine kranke Mutter — gemeint ist die Leber — die verantwortlich dafür ist, die Lebensenergie *Ch'i* weiterzugeben. Erinnern Sie sich, daß ich sagte, im Kreislauf der Erzeugung erzeugt Holz Feuer. Es liegt eine Störung im Holz-Gleichgewicht vor, eine kranke Mutter, die die Lebensenergie *Ch'i* nicht an ihr Kind, das Herz, weitergeben kann. An Stelle des leiblichen Kindes schreit also das Element-Kind. Das heißt, daß Sie eine Menge Störungs-Signale vom Herzen empfangen: Herzschmerzen, Herzversagen, Herzrhythmusstörungen.

Jetzt wollen wir diese Betrachtung des Herzens erweitern. Schmerzen im Arm. Eingeschlafene Arme, Unfähigkeit, eine Faust zu machen — in einer Minute werden wir das »Rheumatismus« nennen. »Oh, ich kann nicht greifen.« Die Ärzte werden sagen: »Rheumatismus«. Aber es ist das Kind, das schreit, weil die Mutter krank ist und es keine Energie erhält. Beachten Sie auch den Meridian, der hier hinauf führt. Was geschieht, wenn ein panischer Schrecken Sie befällt? Ihr Herz bleibt fast stehen. Sie bekommen kein Wort heraus. Wenn Sie im Herzen kein Gleichgewicht haben, treten auch Sprachfehler auf. Sie werden unfähig, ihren Worten Klang zu verleihen. Sie bleiben stecken. Vielleicht bekommen Sie einen geschwollenen Hals oder eine Halsentzündung, und das heißt dann »Mandelentzündung«, »Rachenentzündung«, »Kehlkopfentzündung«. Das sind einfach nur Namen, oder Symptome, die dann für sich allein behandelt werden. Sie können auch Schmerzen in der Herzgegend haben, und das kann dann wieder »Angina pectoris« genannt werden; oder Sie bekommen Schmerzen unter dem Herzen, das könnte auf Blähungen zurückgeführt werden. Und doch sind alle diese Symptome Notsignale des Kindes, das ruft: »Komm, komm! Es ist etwas passiert. Hier läuft etwas schief.«

Jemand, der im Westen ausgebildet wurde, wendet sich in den allermeisten Fällen dem Symptom oder dem Kind zu und fängt an, entweder das Herz oder den Hals zu behandeln. Die alten Chinesen dagegen würden sagen: »Warte mal, wir wollen herausfinden, warum das Herz diese Alarmzeichen aussendet.«

Daher verfolgen wir als erstes die Spur zurück und schauen uns die Mutter an. Da erkennen wir, daß die Leber schlecht arbeitet, also nicht in der Lage ist, für ihr Kind zu sorgen. Wir wenden uns der Leber zu. Wir steigern ihre Energie und bringen die Leber, die Mutter, wieder ins Gleichgewicht und machen sie gesund. Wir fassen das Herz überhaupt nicht an. Jedes einzelne dieser Herz-Symptome verschwindet.

Sie sehen, daß sich die westliche Medizin auf die Notsignale von den Organen spezialisiert hat. Was sie stattdessen tatsächlich tun sollte, ist herauszufinden, *warum* wir das jeweilige Notsignal empfangen. Ist das nicht vernünftig? Das Gesetz von Mutter und Sohn. Es gilt im Lebendigen, es vollzieht sich in uns.

Nun wird dieses Bild noch etwas verzwickter; wenn es auch im Wesentlichen noch sehr einfach ist. Das Herz ist die Mutter der Milz, und die Milz ist die Mutter der Lunge. Wenn Sie also Asthma oder Brustfellentzündung bekommen, können Sie nicht atmen. Anstatt zur Lunge zu eilen, schauen wir erst nach, was mit der Mutter, der Milz, los ist. Es ist nicht unsere Aufgabe, die Lebensenergie *Ch'i* weiterzuleiten, um Metall zu erzeugen. Wir können das nicht, nur die Natur kann das. Die Erde erzeugt das Metall, nicht wir. Wenn wir also zurückgehen und die Mutter Erde, die Milz, behandeln, dann brauchen wir die Lunge nicht anzurühren; und Bronchitis, Bronchialemphysem, Lungenentzündung, Rippenfellentzündung, Asthma – all diese dummen Namensschilder – alle verschwinden.

Verstehen Sie jetzt die Gefahren der Barfuß-Ärzte? Sie würden bei Herzschmerzen ihr »Kochbuch« hervorholen und dort finden: »Herzschmerzen; benutze Punkt Herz 7.« Wenn Sie Herz 7 beruhigen, verschwindet der Schmerz, aber er muß wieder erscheinen; und darum geht man wieder zum Barfuß-Arzt und der beseitigt den Schmerz wieder. Und in der Zwischenzeit wird die Mutter kränker und kränker und kränker. Sie beachten die Ursache nicht und lindern das Symptom. Kein Wunder, daß es beim nächsten Mal, wenn Sie Herzschmerzen bekommen, wahrscheinlich ein Herzinfarkt ist. Denn Sie haben die Ursache der Krankheit nicht beachtet und mit dem oberflächlichen Symptom herumgespielt. Sie haben versucht, das Kind mit der Flasche zu beruhigen, und die Flasche ist kein Ersatz für eine natürliche Mutter. Ist das nicht einfach und sehr weise?

Es geht noch weiter, wenn Sie mir noch folgen können. Die Lunge ist wiederum die Mutter der Nieren, die Nieren sind die Mutter der Leber. Jedes Organ wird abwechselnd in einer Phase die Mutter und im nächsten Stadium zum Kind. Ist das nicht der Weg, den die Natur vorgesehen hat? Sie sind das Kind Ihrer Mutter, und dann eines Tages sind Sie vielleicht Vater oder Mutter Ihres Kindes. Und das gilt für uns alle. Gäbe es dieses Gesetz nicht, wären wir nicht hier. Die Weisheit der Chinesen ist unfaßbar. Ich glaube, es war der Gipfel der Zivilisation – daß sie solche Gesetze verstanden. Und wir haben sie verloren gehen lassen. Wir müssen sie wieder auferstehen lassen, das ist so wichtig.

Jetzt möchte ich die Familiensituation ein bißchen weiterführen. Leber ist die Mutter, Herz das Kind. Die Nieren sind die Großmutter des Herzens oder die Mutter der Leber. Kommen Sie mit? Gut.

Nehmen wir an, die Mutter des Herzens ist krank; das ist die Leber. Also werden wir die Symptome vom Kind erhalten, vom Herzen. Nun erleben wir, daß sich die Großmutter um ihr Enkelkind sorgt. Man muß eine Großmutter oder ein Großvater sein, um das zu ermessen! Wenn Sie Ihre eigenen Kinder zu Hause haben, gewiß, Sie sind besorgt, aber Sie sind ja da. Sie haben es unter Kontrolle.

Neulich ruft mich meine Tochter an und sagt: »Vati, Russell geht's nicht gut« (das ist mein Enkel). Ich frage: »Na, machst du dies, machst du das, machst du jenes?« Sie antwortet: »Sei nicht albern, Vati, natürlich mache ich das.« Sie ist eine vollkommene Mutter, aber ich sehe sie noch immer als mein Kind. Dann denke ich: »Tut Hilary dies für Russell, tut sie das?« und dann gehe ich abends ins Bett. »O mein Gott, ich möchte wissen, wie es Russell geht!« Er ist nicht da, ich kann nicht nach ihm schauen, und ich befürchte das Schlimmste; und ganz plötzlich bemerke ich, daß mein Körper nicht mehr richtig arbeitet. Darauf ruft meine Tochter an und fragt:

»Wo ist Vati?« »O Vati, ihm geht's nicht sehr gut.« »Was fehlt ihm denn?« »Nun, ich weiß nicht.« Und später fragt meine Frau: »Ach übrigens, wie geht es Russell?« Dann kommt meine Frau zu mir herauf, um nach mir zu sehen. »Wie geht's Russell?« frage ich. Sie antwortet: »O, ihm geht's gut.« Da bin ich wieder obenauf. Fein. Warten Sie, bis Sie Oma oder Opa sind; Sie werden auch denken: »Was ist los?« Das ist natürlich. Das ist, Gott ist mein Zeuge, völlig natürlich. Und es ist völlig natürlich in *Ihrem* Innern.

Ich habe einen Fall geschildert, bei dem man Herzbeschwerden bekommt als Folge einer kranken Mutter, doch genauso gut könnten Nierenkrankheiten auftreten. Häufiges Wasserlassen. Wasser in den Beinen, Nierenschmerzen, Harnverhalten, Blasenentzündung, Anschwellen der unteren Augenlider. Alle Arten von Krankheiten, die mit Wasser verbunden sind. Und Sie sagen: »Mein Gott, los, wir müssen die Nieren behandeln.« Soll das ein Scherz sein? Man behandelt die Leber, die die Ursache der Krankheit ist. In dem Augenblick, in dem dadurch das Herz wieder in Ordnung ist, hört die Großmutter, die Nieren, auf, sich Sorgen zu machen. Sie sehen, daß es nicht so einfach ist wie Mutter und Sohn. Darum müssen wir jedes Organ in Ihrem Körper untersuchen, um die Ursache herauszufinden. Es taugt nichts, die Großmutter zu behandeln; das macht das Enkelkind nicht gesünder, besonders wenn die Ursache mit der Mutter zu tun hat. Sehen Sie, es ist einfach; und doch wird es jetzt auf eine recht nette Art kompliziert. Aber wie finden wir heraus, wo die Ursache liegt? Das erkennen wir an der Farbe, wir erkennen es am Klang der Stimme, wir erkennen es am Geruch, wir erkennen es an den Pulsen und wir erkennen es an den Gefühlen. All das wird uns die Ursache verraten.

Viele Patienten, die zu uns kommen, und diejenigen unter Ihnen, die von uns untersucht wurden, werden bestätigen, daß es so ist; der Rest von Ihnen mag denken, wie seltsam. »Ich kam her mit diesem verdammten Schmerz im Arm und er will wissen, welche Krankheiten ich hatte, als ich sieben Jahre alt war. Er will alles wissen, was mir passiert ist. Er will wissen, ob meine Geburt einfach war. Er will wissen, ob ich irgendwelche Serum- oder Schluckimpfungen, Operationen oder Krankheiten hatte«, (denn heute werden die meisten Krankheiten nicht geheilt sondern unterdrückt). Ja, es sieht zuerst recht seltsam aus.

Jetzt möchte ich Ihnen ein sehr einfaches Beispiel für die Unterdrückung einer Krankheit schildern. Jeder einzelne von Ihnen hier im Raum kennt jemanden, einen Ihrer Freunde, der darunter fällt. Dieser Freund — er hat Bronchitis, Asthma, Bronchialemphysem (übermäßige Erweiterung der Lungenbläschen) oder irgendein anderes größeres Leiden im Brustraum — wenn Sie es zurückverfolgen und ihn fragen, ob er Talgdrüsenentzündungen oder Hautflechten hatte, als er jünger war, dann trifft das für sieben oder acht von zehn zu. Und wenn Sie fragen: »Ja und was hast du dagegen getan?«, dann lautet die Antwort: »Ich bekam eine Cortisonsalbe und es verschwand.«

In der chinesischen Medizin gibt es zwei Lungen — diese hier in der Brust und die Haut. Wenn man nicht durch die Haut atmet, stirbt man genauso, wie wenn man nicht mit der Lunge atmet. Warum erkennen wir nicht an, daß sie unsere zweite Lunge ist? Sie hilft, das Blut mit Sauerstoff zu versorgen, sie hilft, die Verunreinigungen und die Bakteriengifte und anderen Giftstoffe loszuwerden, und sie muß atmen. Sonst sind wir von der kosmischen Energie abgeschnitten. Wir würden innerlich sterben. Wir sind eine Ausweitung der kosmischen Energie.

Bevor man daher eine ernstere Krankheit bekommt, die tief in der Lunge sitzt, treten in neunundneunzig von hundert Fällen die ersten Notsignale an der Haut auf. Wenn man also Taldrüsenentzündungen oder Hautflechten oder Schuppenflechte bekommt und es unterdrückt, indem man Cortisonsalbe drauf tut, dann treibt man die Krankheit nach innen.

Es dauert mindestens einen Monat, bevor Sie Ihre Bronchitis oder Ihre Lungenentzündung oder Ihr Asthma bekommen. Es kann fünf Jahre dauern, es können zehn Jahre, fünfzehn Jahre oder zwanzig Jahre sein, doch Sie werden es bekommen, bevor Sie sterben, weil Sie die Krankheit tiefer in Ihre Psyche getrieben haben.

Warum beachten wir also die Alarmzeichen nicht? Warum schaffen wir so viele ernsthafte Brusterkrankungen, indem wir einfach versuchen, eine oberflächliche Sache zu unterdrücken, die sich wahrscheinlich an Ihrem Körper zeigte, als Sie noch jung waren: elf, neun, fünzehn, zwanzig, ganz jung – und Sie der Meinung waren: »Ach, das muß ich loswerden«? Cortisonsalbe sollte verboten werden, denn sie fegt den Dreck und den Schmutz unter den Teppich.

Das machen wir mit vielen Krankheiten so. Sagen wir mal, Sie bekommen ein Fieber. Ich weiß, das ist sehr furchterregend. Oh, er hat 39,5° Fieber! Geben Sie ihm etwas, um das Fieber zu senken!«

Herr, gib mir ein Fieber und ich kann alles heilen! Fieber ist das körpereigene, natürliche Mittel, um den eindringenden Feind herauszutreiben und zu verbrennen. Wir sind so ängstlich, sobald das Fieber anfängt auf 39,5° zu steigen; wir senken es und halten damit den Körper davon ab, seinen eigenen Heilungsprozeß zu verwirklichen. Ein Fieber ist der größte Heilungsprozeß der Welt, wenn man es hochkommen läßt.

Warum sollten wir bei 39,5° Fieber Angst bekommen? Man stirbt nicht davon. Aber man hat uns jetzt beigebracht, die Krankheit zu unterdrücken, die sonst ausgetilgt worden wäre; und deshalb werden wir später dafür bezahlen. Von daher haben wir den Anstieg an

Herzstörungen durch Unterdrückung des Feuers, anstatt es herauskommen zu lassen.

Hier können wir wieder sehen, daß in bestimmten Arten von Medizin nicht geheilt sondern kurzfristig geflickt wird, und daß wir später dafür bezahlen müssen.

Um Himmels Willen, glauben Sie ja nicht, daß ich die westliche Medizin völlig in Verruf bringen will! Millionen Menschen leben heute, die tot wären, wenn es die Fähigkeiten und die Erfahrung der westlichen Medizin nicht gegeben hätte. Auch möchte ich nicht, daß Sie jemals denken, daß ich ganz und gar gegen Arznei bin. Arznei kann wertvoll sein. Wenn Sie jemals bei einem Unfall verletzt werden sollten, würden Sie Gott danken, wenn ein Arzt käme und Ihnen ein Schmerzmittel gäbe; sonst würden Sie wahrscheinlich durchdrehen. Sie würden die Schmerzen nicht aushalten. Doch dann bringt er Sie ins Krankenhaus und *wir* beginnen mit dem Heilverfahren; dann brauchen Sie die Medikamente nicht.

Wenn man jemanden verliert, der einem nahe stand und lieb war, kann man natürlich nicht schlafen. Wenn man nicht schläft, wird man verrückt. Der Kummer und der Gram. Also sagt der Doktor: »Nun gut, nehmen Sie ein paar Schlaftabletten.« Großartig. Gibt Körper, Seele und Geist einfach eine Möglichkeit, wieder zu Kräften zu kommen. *Danach* braucht man keine Schlaftabletten mehr. Nur um die Krise zu überstehen. Aber die westliche Schulmedizin ist inzwischen derart, daß es allein in meinem Land sechs Millionen Leute gibt, die Abend für Abend Schlaftabletten nehmen, und sie haben das mehr als fünf Jahre lang getan. Das ist keine Medizin, das ist Drogenmißbrauch. Wenn man nicht schlafen kann, gibt es dafür einen Grund. Es hat eine Ursache, warum Sie nicht schlafen können. Schlafen ist eine natürliche Funktion des Körpers, also könnte es ein Alarmzeichen sein. Jemand, der zu uns kommt, sagt: »Ich kann nicht schlafen.« »Warum können Sie nicht schlafen; Schlaf ist natürlich?« Wir sagen nicht: »Nehmen Sie das hier zum

Schlafen«, wir fragen: »Warum können Sie es nicht?«

Wir finden dann heraus, warum Sie nicht schlafen können, und geben uns Mühe, die Ursache zu beheben; dann können Sie wieder schlafen. Medikamente sind daher unter Umständen sinnvoll; doch Medikamenten-Mißbrauch – wenn sie ständig verordnet werden – ist eine Rechtfertigung, hinter der die Grundhaltung versteckt ist: »Laß mich in Ruhe; das interessiert mich nicht. Nimm diese Pillen und geh mir aus den Augen.« Aus den Augen, Jesus, ich habe nur zwei! Aber die beiden, die ich habe, verschwinde aus denen! Das ist keine Medizin; nicht, wie sie wirklich ausgeübt werden sollte.

Dieses erste Gesetz, das Gesetz von Mutter und Sohn, sagt aus: Wenn wir eine Krankheit von Geist und Körper und Seele vorliegen haben, die ausschreit: »He, etwas ist nicht in Ordnung!«, dann gehen wir nicht zu dem Symptom, sondern wir müssen die Ursache in der Mutter oder der Großmutter finden, oder woher sie auch immer kommen mag. Wenn wir erst einmal feststellen können, woher die Krankheit rührt, können wir sie heilen. Das ist der Grund, warum wir so viel über Sie wissen wollen, denn Ihre Krankheit könnte entstanden sein, als sie sieben waren, und wurde unterdrückt und unterdrückt und unterdrückt und erhebt jetzt, zwanzig Jahre später, ihr häßliches Haupt.

Sie erkennen jetzt, welch wichtiger Lebensabschnitt Ihre Kindheit ist. Wir möchten Ihre Beziehungen zu Mama und Papa, zu Brüdern und Schwestern kennenlernen. Vielleicht sagen Sie: »He, was hat das mit meinem Arm zu tun? Ich bin nur gekommen, weil ich meinen Arm nicht bewegen kann. Dann sitzen Sie hier und fragen mich nach meiner Schwester. Zum Teufel mit ihr! Konnte sie sowieso nicht leiden!« Wahrscheinlich ist genau das die Ursache Ihres Leidens! Denn sehen Sie, damals gab es soviel Eifersucht. Pappi liebte Ihre Schwester. Sie haben versucht, Ihre Schwester auszustechen, und Sie haben ihren bloßen Anblick gehaßt. Anstatt normal zu leben, war Ihr Leben als Kind durch die Konkurrenz mit Ihrer Schwester eingeschränkt. Sie haben versucht, die Liebe Ihrer Mutter zu gewinnen. Sie versuchten, die Liebe Ihres Vaters zu gewinnen. Eine unnatürliche Situation.

Dann kann in dem Kind eine riesige Wut auftreten, oder die Wut wird unterdrückt. Man hört Kinder sagen: »Ich habe meine Mutter gehaßt!« Warum haben sie Ihre Mutter gehaßt? Und das Ergebnis ist, daß ihr Holz-Element aus dem Gleichgewicht gerät, und sie hören auf zu wachsen. Und dann stellt man plötzlich fest, daß ein Arm steif ist, oder ein Nacken, oder ihre Sehfähigkeit ist beeinträchtigt. Und die Ursache dafür ist die Fehlfunktion, von der das Element Holz befallen wurde, als das Kind sieben oder acht Jahre alt war. Später in seinem Leben gibt es zu einem bestimmten Zeitpunkt vielleicht ein Trauma, das all dies dann wieder nach oben bringt, und dann verkörpert es sich in Form einer Krankheit. Deshalb ist es sehr wichtig für uns, all diese Informationen zu bekommen. Beziehungen sind ungeheuer wichtig. Sie wissen, daß wir, im großen und ganzen, ein Haufen sehr gefühlsbetonter Leute sind. Wir beziehen uns gefühlsmäßig aufeinander, und man kann den Gesundheitszustand einer Person und den Zustand jedes einzelnen seiner »Beamten«, oder Organe, erkennen, indem man einfach mit ihm redet und sieht, wie er gefühlsmäßig reagiert.

Jedes einzelne der Elemente ist mit einem Gefühl verbunden. Das Element Holz – Leber und Gallenblase – ist mit dem Gefühl der Wut verbunden. Feuer ist verbunden mit Freude; Erde ist mit Zuneigung verbunden; Metall mit Kummer; Wasser ist verbunden mit Angst. Es gibt also fünf Gefühle, die wir alle unter bestimmten Umständen zeigen.

Sicherlich gibt es Zeiten, zu denen wir wütend werden. Wir sagen: »Verflucht! Steh mir nicht im Weg!«

und denken dann: »O, hätte ich das lieber nicht gesagt.« Das ist in Ordnung, Sie beruhigen sich wieder. Und dann gibt es eine Zeit, in der es großartig ist, sich zu freuen — wie unser Lachen heute morgen. Ja, das ist wunderbar! Manche Leute haben jahrelang nicht gelacht. Würden sie es versuchen, dann bekämen ihre versteinerten Gesichter Risse. »Ich lache nicht, was zum Teufel noch mal habe ich zu lachen?« Was zum Teufel bedeutet das Leben, wenn Sie nicht lachen können? Es gibt zu wenig Lachen im Leben dieser Leute. Das liegt daran, daß die Feuer ausgehen. Die Leute erleben heutzutage nicht mehr die Freude, die sie mal hatten. Sie lachen nicht mehr so viel wie sie früher gelacht haben. Lachen Sie mehr und seien Sie fröhlicher, dann hätten wir weit gesündere Nationen.

Jemand kommt zu Ihnen und legt seine Arme um Sie und sagt: »Es ist schon gut, Schatz, mach dir keine Sorgen.« Mein Gott, das tut so gut, gerade in diesem Moment. Aber das reicht dann auch. Hätschle und tätschle mich nicht von oben bis unten; doch zu dem Zeitpunkt ist dieser Beweis der Zuneigung wirklich notwendig.»Nicht aufregen, Liebling, wird schon gut werden.« Einfach im Arm halten. Ganz natürlich.

Kummer. Wir alle zeigen das Gefühl von Kummer. Eines Tages müssen Sie Ihre eigene Mama und Ihren eigenen Papa verlieren und, bei Gott, das ist unfaßbar. Da entsteht ein Loch, und Sie trauern um Sie. Im Lauf der Zeit können Sie allmählich über Ihre Mama und Ihren Papa reden, ohne zu weinen und ohne zusammen-zubrechen, weil die Natur Sie dann wieder aufgerichtet hat. Danach sind Sie nur noch bei ganz bestimmten Gelegenheiten traurig.

Angst. Sicher zeigen wir alle das Gefühl der Angst. Ich meine, wenn wir das nicht täten, würden wir geradewegs vor einen Bus laufen. Also ist Angst notwendig; und bei bestimmten Gelegenheiten kommt die Angst zum Ausdruck.

Doch wenn irgendeines der Elemente, die die Gefühle

steuern, bei Ihnen nicht im Gleichgewicht ist, geraten die Gefühle aus dem Gleichgewicht. Beachten Sie, daß ich nicht sage: sie *könnten* aus dem Gleichgewicht geraten; ich sage nicht, daß bei neun von zehn Personen Störungen des Gleichgewichts auftreten; ich sage, bei *jedem* Menschen, der auf der Erde wandelt, stellen sich diese Unausgeglichenheiten ein. Was kann sicherer und beständiger sein als das?

Betrachten wir zuallererst die Angst. Ist das Gleichgewicht hier stark gestört, dann wird mit all diesen Gefühlen zweierlei geschehen. Entweder man drückt sie übertrieben aus, oder man zeigt sie im Gegenteil überhaupt nicht, und das ist ebenso unnatürlich. Wenn zum Beispiel eine größere Störung des Gleichgewichts im Element Wasser vorliegt, kann man eine solche Angst bekommen, daß man sich nicht mehr aus dem Haus traut. Man hat solch eine große Angst, daß man sich nicht unter die Leute wagt. Manche Menschen werden so ängstlich, daß sie sich nicht trauen, ein Restaurant zu betreten. Sie sind so furchtsam, daß sie nicht wagen, einen Aufzug zu benutzen. Wir nennen es Agoraphobie oder Klaustrophobie, mit all diesen dumm klingenden Namen. Alberne Bezeichnungen, denn das Gefühl der Angst wird unmittelbar vom Element Wasser gesteuert. Wie unsinnig, hinzugehen und zu sagen: »Hör zu, reiß dich zusammen. Ich kümmere mich um dich.« Wenn Sie einen Mann mit gebrochenem Arm haben, gehen Sie auch nicht zu ihm hin und sagen: »Ach, was für ein Pech! Doch nun komm und laß uns Tennis spielen!«

Wir wissen, daß der Mann mit dem gebrochenen Arm sich nicht mal am Kopf kratzen kann, und wir sollten soviel Verständnis haben, um zu wissen, daß dieser Mensch, der unter solch riesiger Angst leidet, gewiß nicht hinausgehen und andere Leute treffen oder nicht in geschlossene Räume gehen kann. Warum finden wir nicht heraus, warum diese Menschen sowas nicht tun können?

Jetzt zum Kummer. Ich hatte Ihnen von den Zeiten erzählt, zu denen wir uns beim Verlust einer Person, die uns nahestand, sehr leicht unserem Gram überlassen. Einer der älteren Mitarbeiter unseres Kollegs starb und, o Gott, ich grämte mich zwei oder drei Tage lang. Und ich dachte: »Warum nur, warum?« Dann erkannte ich, warum, naja, gut, deshalb kann ich jetzt von ihm sprechen. In den ersten zwei oder drei Tagen konnte ich es nicht.

Kennen Sie nicht auch Leute, die so etwas durchgemacht haben und sich noch zehn, fünfzehn, zwanzig Jahre später grämen? »Wenn nur, wenn nur!« Seit dem Tag haben sie nicht mehr gelebt. Sie blicken zurück und ihr Leben war leer. Es hatte keine Bedeutung. Es war nichts. Es war bloßes Existieren. Sie grämen sich immer noch: »O Gott, wenn nur...!«

Wenn das Gleichgewicht im Element Metall gestört ist, dann bleibt man im Kummer stecken wie der andere in der Angst, statt daß die Natur einen wieder in den Normalzustand zurückbringt. Und jahrelang leidet man unermeßlichen Kummer, bis die Ursache dieses Kummer-Gefühls dadurch behoben ist, daß Lunge und Dickdarm ins Gleichgewicht gebracht worden sind.

Dasselbe geschieht mit dem Gefühl der Zuneigung. Bestimmt kennen Sie solche Leute, die zu Ihnen kommen: »Ich freue mich ja so, daß Sie mich eingeladen haben.« Und dann erzählen sie von der letzten Operation und von einer anderen Operation und von der Operation danach. Und Sie sagen: »Ach, du arme kleine Seele.« Diese Leute weiden sich daran. Sie lieben es, wenn man sie mit Mitleid überschüttet. Das Gleichgewicht fehlt: wenn jemand einfach überall hinrennt, um so viel Zuneigung wie möglich zu ergattern. Doch man kann nicht anders, wenn man an Magen und Milz eine größere Störung des Gleichgewichts hat.

Das bringt uns wieder zurück zur Liebe. Sie kennen diese Leute, bei denen einfach alles schief geht. Sie möchten, daß andere die Arme um sie legen und sie lieb haben, um das Feuer anzufachen.

Gerade, als wir Tee tranken, habe ich zu Patrick und meinem lieben Kollegen Oscar gesagt: »Daran seht ihr, wie barbarisch wir sind. Hätte ich einen gebrochenen Arm und würde versuchen, eine Tasse Tee einzuschenken, würdet ihr herkommen und sagen ›He, laß mich das für dich tun, Jack‹, und ich sage ›Vielen Dank‹. Doch wenn ihr wißt, daß mein Feuer dabei ist auszugehen und ich befinde mich in einem Zustand, wo ich mich selbst nicht liebe und andere nicht lieben kann, und ich sage, ›Rühr mich nicht an, bleib mir vom Hals!‹ Also, was machen wir mit solchen Leuten? Wir sagen, ›O, laß ihn in Ruhe‹. Doch das sind genau die Leute, zu denen wir hingehen und ihnen Feuer geben sollten, um ihnen zu helfen, gesund zu werden.« Doch was tun wir? Wir kennen die Antwort auf einen gebrochenen Arm, doch wir wissen keine Antwort auf ein Feuer, das ausgeht.

Was Sie ändern können – das hoffe ich bei Gott – ist das: wenn Sie feststellen, daß Sie andere so behandelt haben, was wir alle tun, dann hoffe ich, daß Sie zu ihnen hinlaufen und ihnen Feuer schenken. Geben Sie Liebe, helfen Sie ihnen, sich wieder wohl zu fühlen. Und kranke Menschen brauchen Liebe nötiger als gesunde. Wenn man gesund ist, braucht man Liebe, aber, Jesus, wenn man krank ist, braucht man doppelt so viel. Und das ist genau das, was wir ihnen nicht geben. Hier haben wir eine Möglichkeit, ihr Feuer wieder anzufachen und ihnen zu helfen, gesund zu werden.

Nehmen Sie Wut. Ich habe Ihnen das vorher schon geschildert, wo der Kerl nach Hause kommt und die Katze tritt, gibt jedem einen Fußtritt, schmeißt sein Essen an die verdammte Wand, und man sagt vielleicht ein oder zwei falsche Worte und er schlägt einen ins Gesicht. Laden Sie ihn nicht zu Ihrer Party ein, denn mit ihm werden Sie nichts davon haben. Wenn irgendjemand etwas Entsprechendes sagt, läuft er Amok. Er möchte nicht so sein; doch wenn im Element Holz das Gleichgewicht gestört ist, gerät das Gefühl Wut aus dem Gleichgewicht und er kann seinen Ärger nicht mehr kontrollieren. Doch wenn man diese beiden Organe, Leber und Gallenblase, wieder ins Gleichgewicht bringt, klingt dieses Gefühl der Wut wieder ab.

Ich glaube, es ist wertvoll zu wissen, daß wir nicht das sind, was wir sein möchten. Wir sind nur eine emotionale Verkörperung dessen, was die Organe, oder die »Beamten«, uns erlauben zu sein. Wenn Sie nicht lieben können, dann sehen Sie sich das Feuer an. Hassen Sie Zuneigung, oder möchten Sie ständig darin baden, dann betrachten Sie ihre Erde. Wenn Sie feststellen, daß Sie keinen Gram empfinden können, und in Ihrem Leben herrscht diese Leere, es fehlt die Qualität, dann achten Sie auf Ihr Metall. Wenn Ihnen bewußt wird, daß Sie über alle Maßen Angst empfinden, sehen Sie das Wasser an. Wenn Ihnen klar wird, daß Sie Ihre Wut nicht in der Gewalt haben, oder sagt jemand: »Ich bin noch nie wütend geworden«, was genau so schlecht ist wie ein Übermaß an Gereiztheit, dann sehen Sie aufs Holz.

Aber wenn Sie dem zugehört haben, was ich vorher gesagt habe, dann tun Sie das nicht einfach so, oder? Denn wenn Ihre Wut nicht im Gleichgewicht ist, dann kann das genausogut von der Mutter kommen. Daher ist das erste, was man tun muß, sich die Nieren anzuschauen. Wenn die Nieren aus dem Gleichgewicht geraten, ist das erste, das schreit, das Kind. Deshalb ist Wut die erste Gefühlsregung, die sich zeigt. Sobald die Krankheit tiefer geht, gesellt sich zur Wut ein Übermaß oder ein Fehlen von Angst. Sie sehen also, wir können sogar an den Gefühlen erkennen, wie jedes Organ in ihrem Körper arbeitet – doch nur, wenn wir gelernt haben, uns auf die Gefühle zu beziehen.

Wenn die Gefühle stimmen, ist das im allgemeinen ein Zeichen von Gesundheit. Wenn sie unausgeglichen sind, dann ist das ein Zeichen für Krankheit. Darum sind wir im Leben niemals einfach nur körperlich krank. Geist, Körper und Seele sind eins.

Angenommen, Sie sind voller Frühlingsfreude und sehr glücklich, und Sie hängen ein Foto von Oscar auf, was ich tun werde, wenn ich nach Hause komme! Sie verfehlen den Nagel und treffen Ihren Daumen und rufen aus: »O verflixt.« Ihr Frau kommt herein und fragt: »Möchtest du eine Tasse Tee, Liebling?« »Laß mich in Ruhe!« Was hat Sie Ihnen getan? Sie haben sich bloß auf den Daumen gehauen. Warum werden Sie also plötzlich unausstehlich? Sie sehen, körperlich, geistig, emotional, das zeigt sich alles zusammen. Gewiß können Sie auch dastehen und sagen: »Ah, ha, ha! Gott, ich hab‹ mir auf den Daumen gehauen; ob's wohl weh tut? Weißt du einen guten Witz?« Aber nein, emotional, geistig, reagieren Sie... Auah!!! Sie sehen, Geist, Körper und Seele sind eins.

Wenn vorwiegend das Metall aus dem Gleichgewicht gerät, dann beginnen Sie nicht mit Ihren Leibesübungen und sagen: »Ja, geistig fühle ich mich niedergeschlagen, aber körperlich geht es mir gut.« Sie können noch nicht einmal Ihren Arm heben. »Was soll das heißen, Sie können Ihren Arm nicht heben? Was fehlt Ihrem Arm?« »Ach, es ist mir zu anstrengend.« Klar: Geist, Körper und Seele: eins. Wir dürfen nicht nur auf einen Teil hören, nur auf ein Symptom, das nur in einem Teil des Körpers oder des Geistes oder der Seele auftritt, ohne die Ursache zu betrachten. Körperliche Krankheiten können eine geistige Ursache, eine seelische Ursache oder sie können eine körperliche Ursache haben. Wir müssen herausfinden, welche und warum.

Das ist in den Grundzügen das Gesetz von Mutter und Sohn; jetzt haben wir noch ein anderes Gesetz, das Gesetz von Mann und Frau, über das wir, glaube ich, sprechen können, bevor Sie Ihren Rinderbraten, Yorkshire-Pudding und Ihr Gemüse zu sich nehmen. Oder diejenigen unter Ihnen, die ernährungsbewußt essen, natürlich Ihren Hamburger und Ihre Cola.

Schauen Sie nochmal auf die Zeichnung mit den fünf Elementen – jedesmal, wenn ich sie anschaue, wissen Sie, dann staune ich von Neuem. Wieder und wieder sage ich mir: diese Weisheit, die Weisheit dieser Leute!

All diese Gesetze sind in der kleinen Zeichnung enthalten. Man muß sie nicht *hineinzwängen*; sie passen von Natur aus. Also das Gesetz von Mann und Frau. Bleiben Sie dabei bitte ruhig sitzen, denn der eine oder andere von Ihnen möchte wahrscheinlich aufspringen und in die Luft gehen. Ich spreche von »Vor-der-Frauenbewegung«. Ich spreche über Gesetze der *Natur*. Warum sie, zum Teufel, eine Frauenbewegung haben müssen, weiß ich nicht! Jeder weiß, daß der Mann das Haupt der Familie ist, und damit basta! Die Frau ist der Hals, und sie dreht das Haupt in jede Richtung, die ihr paßt!

Jederman weiß auch, daß hinter jedem erfolgreichen Mann eine Frau steht. Hinter einer erfolgreichen Frau muß nichts stehen; sie kann es allein schaffen. Jeder weiß, daß die Frauen sehr schlau sind. Sie erlauben den Männern, die Fassade und die Männlichkeit und die Stärke aufzubauen, doch in Wahrheit sind sie es, die das besitzen! Sie lassen uns nur; sie können uns um ihren kleinen Finger wickeln, wann immer sie wollen. Wozu also Frauenbefreiungsbewegung, weiß ich nicht. Wir brauchen eine Männerbefreiungsbewegung!

Wie auch immer, lassen Sie uns einmal einen Blick darauf werfen, wie die Chinesen das vor fünftausend Jahren sahen. Wenn Sie die Organe betrachten, die auf dieser Seite, der rechten Seite Ihres Körpers sind, so sagen die Chinesen, daß diese Organe und Pulse zur Frau gehören. Diejenigen unter Ihnen, die verheiratet sind, wissen, daß Ihre Frau immer recht(s) hat! Diejenigen, die noch nicht verheiratet sind, werden das bald feststellen!

Doch die Chinesen wußten das vor fünftausend Jahren. Schneiden Sie sich also eine Scheibe von ihnen ab und ersparen Sie sich eine Menge Qualen. Es ist ein Naturgesetz, daß die Frau immer recht(s) hat. Den rechten Arm verwechseln die Studenten deshalb niemals.

Und die Pulse auf der linken Seite, das sind die Pulse von Herz und Dünndarm, von Leber und Gallenblase, von der Blase und den Nieren. Diese Pulse gehören dem Mann.

Die Chinesen haben gesehen, daß wenn man einen gesunden Mann und eine gesunde Frau hat, wie es von der Natur bestimmt ist, dann ist der Mann körperlich stärker. Es ist mir egal, was Sie dazu sagen, es ist wahr; denn ein Mann kann immer noch schneller laufen, ein Mann kann höher springen, als irgendeine Frau, denn er hat dieses besondere körperliche Merkmal. Keine Frauenbefreiungsbewegung noch sonst irgendetwas kann das verändern, was die Natur so zu sein bestimmt hat.

In jener Zeit, vor tausenden von Jahren, zogen die Männer natürlich aus zum Jagen, zum Schießen und zum Fischen, um die Familie zu versorgen. Die Frau blieb zu Hause, um ihre natürliche Rolle zu spielen: das Kind großzuziehen; und um dem Mann Kraft zu geben, um ihn zu unterstützen und ihm Liebe zu schenken. Ohne ihn würde sie zusammenbrechen, er würde zusammenbrechen. Sie stillt die Kinder – darum habe ich auch keine Brüste. Die Natur hat bestimmt, daß die Frau das Kind nährt. In dieser Situation herrscht eine vollendete Familienatmosphäre. Der Vater, der Ehemann, übernimmt die Arbeiten, die die Natur bestimmt hat – die Versorgung – während die Mutter die Atmosphäre eines Heims schafft – nicht ein Haus, ein Heim – einen Platz, wo die Kinder aufwachsen können.

Sie können sich das in Gedanken vorstellen als eine Ehe, die ewig dauern kann. Wunderschön. Aber angenommen, die Frau hat mehr Energie oder Kraft als der Mann; sie würde seine Rolle übernehmen wollen. Sie würde das Laufen, das Schießen und die Versorgung übernehmen wollen, und weil sie ein Naturgesetz verletzt, würde die Hälfte der Fische und die Hälfte des Wildes entkommen, weil sie nicht schnell genug, körperlich nicht stark genug ist, um den Kampf für die Nahrung durchzuhalten. Der Mann wäre gezwungen, zu Hause zu bleiben, um das Kind zu nähren, und er ist noch nicht einmal dafür ausgerüstet. Das ist eine Verletzung eines natürlichen Gesetzes. Können Sie sich vorstellen, daß diese Ehe bestehen bleibt?

»Ah ja«, sagten die Chinesen, »diese Ehe, diese Grundlage, dieses Leben, ist in Gefahr und wird sterben.« Vielleicht denken Sie jetzt, daß das zu dramatisch ist; doch es ist wahr. Denn da ist noch etwas, was wir in der Traditionellen Chinesischen Medizin tun können. Wenn wir eine konkrete Diagnose stellen, entdecken wir in vielen Fällen, daß innerhalb eines Patienten das Gleichgewicht von Mann und Frau gestört ist. Das heißt, das was ich Ihnen gerade beschrieben habe, geht im Inneren vor. Der weibliche Teil versucht, das Gesetz der Natur zu brechen, indem er die männliche Rolle übernimmt. Der männliche Teil ist gezwungen, die weibliche Rolle zu übernehmen, und das Ergebnis ist Zerstörung. Wissen Sie, was das bedeutet? Wenn wir das feststellen können, heißt das, daß der Patient mit Sicherheit sterben wird. Nicht könnte. Nicht vielleicht. Sondern *wird* ohne Zweifel sterben. Die Chinesen in ihrer Weisheit wußten, daß genauso wie die Familie zugrunde geht, geht auch die *innere* Familie zugrunde. Und es könnte sein, daß Sie innerhalb von sechs Monaten sterben; sicherlich nicht später.

Hier ist also wieder etwas Erfreuliches, was wir tun können – indem wir Naturgesetzen folgen. Wenn wir tatsächlich eine Störung des Gleichgewichts von Mann und Frau in einem Patienten entdecken, sind wir, mit Gottes Gnaden, in der Lage, das Gleichgewicht zu berichtigen, die größere Energie dem Ehemann zurückzugeben und die Frau wieder in ihre Rolle einzusetzen; und der Patient wird dann leben, bis er seine normale Lebenserwartung erreicht hat.

Wenn es eine größere Freude auf dieser Welt gibt, dann möchte ich wissen, welche! Wenn man sich vorstellt, daß ich vielleicht in meinem kurzen Leben – und ich bin erst zwanzig (aber jetzt lüge ich) – bestimmt drei- oder vierhundert Mal das Mann/Frau-Gleichgewicht wiederhergestellt habe. Das bedeutet, daß durch Gottes Gnade und mit Hilfe dieses wunderbaren Medizin-Systems Menschen heute noch am Leben sind, die sonst gestorben wären. Was für ein wunderbares Gefühl der Freude ist das. Und all das wird ermöglicht durch bloßes Verstehen der Natur und ihrer Gesetze.

Eine Störung des Gleichgewichts von Mann und Frau kann uns also zeigen, wie ernst die Krankheit ist und wieviel Zeit dem Patienten noch auf dieser Erde bleibt.

Sehen Sie, es geschieht nicht immer, daß ein Mensch durch das natürliche Fortschreiten einer Krankheit stirbt. Bestimmt sind Ihnen Fälle bekannt, wo jemand sagt: »He, John Smith ist letzte Woche gestorben.« »Was, letzte Woche? Gott, er war den Abend davor in der Kneipe. Er sah aus wie das blühende Leben.« Er stirbt natürlich nicht plötzlich einfach so. Wahrscheinlich hatte er eine Störung des Mann/Frau-Gleichgewichts, und sobald ein bestimmter Grad erreicht ist, gibt es sofort einen völligen Zusammenbruch, einen Rückzug des Lebens, und er stirbt. Ein weiterer Grund dafür, daß dieses Medizin-System in der westlichen Welt unterstützt und ausgeübt werden muß, ist der, daß wir Tausende und aber Tausende unnötiger Todesfälle verhindern können, weil wir damit in der Lage sind, Störungen im Mann/Frau-Gleichgewicht festzustellen. Mißachtung eines Naturgesetzes. Weder Mann noch Frau kann sich an der Natur vergehen, ohne dafür zu bezahlen.

Es gibt also zwei sehr einfache Gesetze: das Gesetz von Mutter und Sohn, das jeder verstehen kann. Und das

Gesetz von Mann und Frau, das recht erschreckend ist. Es ist jedoch sehr ermutigend, daß jemand weiterlebt, der sonst sterben würde, wenn man in der Lage ist, die Energie wieder ins Gleichgewicht zu bringen.

Es gibt auch noch einen anderen Weg, eine drohende Lebensgefahr zu ermitteln. Und auch dort kann man es nicht an einer fortschreitenden Krankheit sehen. Alle Leute, die plötzlich sterben, sterben ausnahmslos entweder an aggressiver Energie oder an Störung des Mann/Frau-Gleichgewichts. Man kann aus keinem anderen Grund plötzlich sterben. Jeder Mensch, der (ohne Unfall) plötzlich sirbt, stirbt aus einem dieser beiden Gründe. Wenn Sie von aggressiver Energie durchdrungen sind, und wir können sie beseitigen, werden Sie Ihre normale Lebensdauer erreichen. Tun wir es nicht, werden Sie in einem Zeitraum von drei, vier, fünf Monaten sterben.Dies ist eine andere erschreckende und doch aufregende Seite: daß wir hier die Möglichkeit haben, die Natur zu unterstützen und dadurch viele Leben zu retten, und es macht viel, viel Freude, das zu tun.

Wielange brauchen Sie fürs Mittagessen? Zehn Minuten? Ich möchte, daß Sie darüber nachdenken. Würde ich sagen, daß wir nicht zu Mittag essen, gäbe es eine gewisse Unruhe und Sie würden sich beschweren: »Hallo, warten Sie mal, ich habe seit dem Frühstück nichts gegessen.« Jetzt wollen Sie also wieder zu Ihrer Mutter eilen. Ich meine, Sie waren zum Frühstück an der Brust Ihrer Mutter, hoffe ich zumindest; oder Sie werden es morgen sein, nachdem ich Ihnen ein wenig von der chinesischen Uhr erzählt habe. Doch nun möchten Sie wieder zu Ihrer Mutter stürmen. Sie haben das Verlangen zu gehen, wohin Sie auch gehen wollen, und Sie werden essen. Und heute nachmittag kommen Sie wieder und sind dann vollgestopft und müde, und die Hälfte von Ihnen schläft ein.

»Ach, ich muß unbedingt etwas essen!« Nun, es würde mir gefallen, wenn einige von Ihnen nach draußen gingen und sagten: »Hallo, Mami, heute morgen hab ich an deiner Brust getrunken.« Und anstatt noch einmal davon zu naschen können Sie nach draußen gehen und ein wenig von der Luft einatmen, die Ihnen Ihr Vater zur Verfügung stellt, denn Sie wissen, Sie können zehn Tage ohne Nahrung auskommen und werden nicht sterben, doch ohne Luft können Sie keine vier Minuten existieren. Man lebt nicht vom Brot allein. Wenn Sie hinausgehen und mit Ihrem Vater Verbindung aufnehmen und tief atmen und Ihre Lebensenergie *Ch'i* wieder aufladen und heute nachmittag wieder herkommen, dann sind Sie bereit zuzuhören. Sie haben die Wahl. Die Kantine wird mich wahrscheinlich dafür kreuzigen, ihren Gewinn zu schmälern. Also, was halten Sie von einem Kompromiß? Sie gehen zuerst hinaus, um frische Luft zu schöpfen, und wenn Sie zurückkommen, haben Sie noch mehr Appetit aufs Essen. Wie lange? Eine dreiviertel Stunde, reicht das? Eine Stunde? Was möchten Sie? Es ist jetzt kurz nach viertel vor eins; sollen wir um viertel vor zwei loslegen?

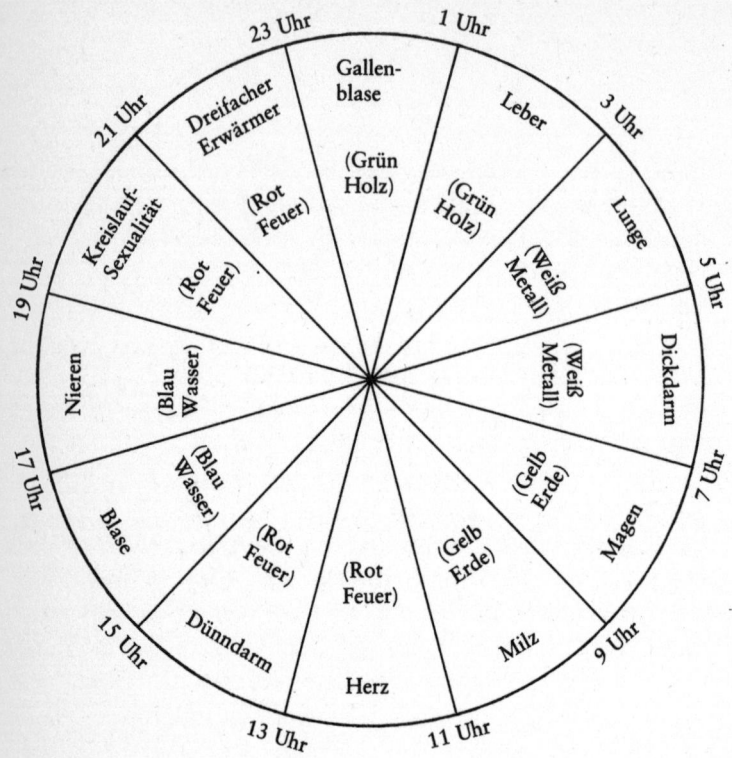

DIE CHINESISCHE UHR

68

Nachmittag

Mein Gott, Schlemmer sollten bestraft werden!

Was ich heute nachmittag vorhabe, ist etwas, das mir Spaß macht. Ich glaube, daß Sie mehr davon haben als von allem anderen, was wir bis jetzt entdeckt oder besprochen haben. Ich denke, ich sollte Ihnen folgendes sagen: Wenn wir Gesetze wie das von Mutter und Sohn oder Mann und Frau besprechen, dann möchte ich nicht, daß Sie glauben, das seien die Gesetze in vollem Umfang. Es versteht sich von selbst, daß ich Ihnen nicht in ein paar Stunden übermitteln kann, wozu ich bei meinen Studenten sechs oder sieben Jahre brauche.

Ich teile Ihnen nur so viel mit, daß Sie ein grundlegendes Verständnis bekommen. Wir können drei volle Tage über das Gesetz von Mutter und Sohn sprechen ohne das Thema zu erschöpfen. Ich meine, ich möchte Sie nicht verwirren, indem ich über Ihren Horizont hinausgehe.

Was wir nun vorhaben, ist, eines der anderen Gesetze zu besprechen, nämlich das Gesetz von Mittag und Mitternacht. Wir werden wieder erkennen, wie wir uns selbst krankmachen, und wieder durch Verletzung der Naturgesetze.

Es würde mich nicht erstaunen, wenn einige unter Ihnen nicht verstehen, oder nicht einmal davon wissen, daß Sie eine Ihnen eigene Uhr besitzen. Sie tun es. Als Sie geboren wurden, hat die Natur eine Uhr in Sie eingebaut, damit Sie darauf hören und darauf sehen und eine Menge von Informationen von ihr erhalten können. Wir denken jedoch: »Wer, zum Teufel, möchte eine Natur-Uhr? Nehmen wir lieber eine von diesen mechanischen

Uhren.« Und was wir dann tun, ist unser Leben von diesem Ding beherrschen zu lassen.

Dieses Ding (die Armbanduhr) verursacht so viel Krankheit wie nur irgend etwas. Ich gebe Ihnen ein Beispiel. Es gab eine gewisse junge Dame, in die ich leidenschaftlich verliebt war. Sie war offensichtlich krank, denn sie war auch in mich verliebt. Wir verabredeten uns um halb elf und unsere Herzen waren leicht und hüpften und dachten an das, was um halb elf geschehen würde. Unglücklicherweise wurde ich aufgehalten und sie war um halb elf da, während ich erst um viertel vor elf ankam. Kaum hatte ich gesagt: »Hallo, Liebling«, da sagte sie: »Wo, zum Teufel, bist du gewesen? Ich stehe hier schon fünfzehn Minuten und es regnet und ich friere mich zu Tode. Ich gehe jetzt nicht mit dir.« Nur deshalb, weil dieser Uhrzeiger schon das kleine bißchen weitergerückt war als unsere verabredete Zeit. Ich darf nicht um zehn Uhr da sein; ich muß um halb elf da sein. Dieses *Ding* diktiert unser Leben!

Ich weiß ja, daß wir *etwas* Achtung davor haben müssen. Aber wir möchten Gleichgewicht und Maß und sie mit unserer eigenen inneren Uhr verbinden.

Jedes Organ in Ihrem Körper hat eine zwei Stunden-Periode der höchsten Aktivität. Das bedeutet, daß jedes Organ abwechselnd genau in diesen zwei Stunden mehr Energie hat und dynamischer arbeitet als zu jeder anderen Tageszeit.

Sie mögen sagen: »Na und? Was soll ich damit?« Nun, Sie wissen, daß viele Leute, wenn es ihnen nicht gut geht, den Tag etwa folgendermaßen gestalten. Sie stehen morgens auf und sagen zu Ihrer Lieben: »Hallo, Liebling, wie geht's?« »Ugh!« »Was gibt's denn zum Frühstück?« »Ugh, quatsch mich nicht an. Ich lebe noch garnicht.« Dann gegen zwölf Uhr beginnt sie das Land der Lebenden zu betreten und fragt: »Na, wie geht's dir?« Der halbe Tag ist vorbei!

Und es gibt die anderen, die morgens aufstehen und

abschwirren wie eine Lerche. Und dann, gegen zwölf Uhr, fragen Sie: »Wie geht's?« »Oh, nicht jetzt. Ich bin alle. Jetzt ist es Mittag und ich hab keine Energie.«

Verschiedene Tageszeiten. Einige Leute werden morgens nicht wirklich lebendig, das ist für sie der schlimmste Teil des Tages. Manche stehen leicht auf und dann, gleich nach dem Mittagessen, fallen sie zusammen. Andere machen weiter und gegen Abend lösen sie sich regelrecht auf. Wieder andere werden erst am Abend lebendig. Sie kennen das, den ganzen Tag lang sind sie wie Zombies und um zehn Uhr wollen sie einen losmachen. Und den ganzen Tag lang waren sie nicht ansprechbar.

Im Ernst, ich meine, in vollem Ernst, ich habe eine gute kleine Übung, die Ihnen einen Sinn für's rechte Maß verleiht. *Es gab für Sie niemals einen Tag wie heute.* Es wird niemals wieder in ihrem Leben einen Sonntag wie diesen geben. Es ist der einzige, und Sie erleben ihn nur einmal. Zum Teufel! Wir wollen ihn leben. Wir wollen etwas lernen. Wir wollen jemanden lieben. Wir wollen daran wachsen. Verstehen Sie? Sie müssen jede Minute dieses Tages nutzen. Ich meine, die Hälfte des Tages außerhalb davon zu sein; oder plötzlich zum Leben zu erwachen, wenn der Tag um ist; da kann man genauso gut tot sein! Was nützt es, jeden Tag aufzustehn und der halbe Tag ist nutzlos. Wenn Sie sechzig Jahre alt werden, sind Sie in Wirklichkeit nur dreißig geworden. Die andern dreißig Jahre haben Sie vergeudet.

Wenn Sie in Körper, Geist und Seele einigermaßen ausgeglichen sind, dann haben Sie natürlich auch Ihre kleinen Hochs und Tiefs während des Tags, doch im großen und ganzen gehn Sie abends zu Bett und sagen: »He, weißt du, das war gut heute! Ein bißchen Unzufriedenheit, aber im großen und ganzen war es ein toller Tag! Ei, und morgen haben wir wieder einen.« Wie viele von uns sagen dagegen: »Ja, morgen werde ich... morgen werde ich...« Und morgen kommt nie. Wenn er tatsächlich kommt, sind Sie mausetot!

Anstatt die ganze Zeit auf diese Uhr zu sehen, schauen Sie lieber auf ihre Körperuhr. Wenn Sie am Tag, zu einer bestimmten Tageszeit, eine Unausgeglichenheit befällt, dann ist das ein Notsignal des Körpers, das Ihnen zuruft: »He, es läuft was schief!«

Nehmen Sie die zwölf Organe im Körper. Teilen Sie einen Kreis in zwölf gleiche Teile. Ich bin absoluter Experte auf diesem Gebiet; das heißt, wenn nicht zwölf herauskommen, dann sind es vierzehn, und dann scheint es irgendwie nicht zu klappen. Ich hoffe, es sind jetzt zwölf. Ja. (Siehe Seite 68).

Hier haben wir also zwölf Abschnitte der vierundzwanzig Stunden des Tages, und wir haben zwölf Organe.

Zwischen elf Uhr abends und ein Uhr morgens hat die Gallenblase ihre Höchstleistungs-Phase. Da arbeitet sie mit viel mehr Energie als zu jeder anderen Tages- oder Nachtzeit. Von ein Uhr bis drei Uhr morgens übernimmt die Leber und hat ihre Höchstleistungs-Zeit.

Von drei bis fünf Uhr morgens vollbringt die Lunge ihre Höchstleistung. Von fünf bis sieben ist es der Dickdarm, von sieben bis neun der Magen. So geht es weiter im Kreis. Die Milz von neun bis elf, das Herz von elf Uhr bis ein Uhr nachmittags, der Dünndarm von eins bis drei, die Blase von drei bis fünf, die Nieren von fünf bis sieben, Kreislauf-Sexualität – darüber später mehr – von sieben bis neun und der Dreifache Erwärmer von neun Uhr abends bis um elf.

Zwei Stunden am Tag oder in der Nacht, in denen jedes Organ jeweils viel mehr Energie zur Verfügung hat als zu jeder anderen Zeit. Wenn wir dieser Sache mehr Achtung und Glauben schenken würden, wären wir viel gesünder.

Betrachten Sie zum Beispiel den Dickdarm-Meridian. Von fünf Uhr morgens bis sieben hat der Dickdarm so viel mehr Energie als zu irgendeiner anderen Zeit während der vierundzwanzig Stunden des Tages. Den Darm zu leeren, zur Toilette zu gehen und Stuhlgang zu haben, ist sehr wichtig. Wir wissen das; es ist notwendig, daß wir den Schmutz und das Gift aus dem Körper entfernen. Ansonsten, wenn wir es im Körper lassen, dann fängt der ganze übel riechende Abfall an, unser Blut zu vergiften und das ganze System wird verunreinigt und schmutzig. Um unseren Körper rein zu halten, müssen wir den Abfall entfernen. So sehen wir es im Westen; doch die Weisheit der Chinesen zeigt uns wiederum, daß Sie nicht nur körperlich Stuhlgang haben. Denken Sie an den Schmutz und die Vergiftung, die täglich in Ihren Geist dringt. Wir müssen auch das loswerden. Stellen Sie sich vor, wie sich ihr ganzer Lebensstil verändert, wenn Ihr Geist mit Schmutz beladen und völlig verstopft ist.

Menschen begehen üble, schmutzige, unanständige und herabwürdigende Taten. Keiner, der in Körper, Geist und Seele verhältnismäßig gesund ist, würde sie verüben. Doch wenn der Geist verschmutzt ist, gibt es nichts, was man dagegen tun kann. Deshalb braucht auch der Geist den »Beamten«, das entsprechende Organ, um den Schmutz, die Bosheit, die Feindseligkeit und den Ärger zu entfernen. Es ist notwendig, all das hinauszuschaffen, damit Sie, wenn Sie den Tag beginnen, mit einem sauberen Geist und einem sauberen Körper anfangen. Geschieht das nicht, ist der Tag vertan, weil Ihr Geist verstopft ist.

Sie kennen Leute, die sagen: »Das interessiert mich nicht. Geh mir aus dem Weg.« »Glaub das nicht, das ist ein Haufen Mist, das ist nur Unsinn, halt dich da raus!« Sie wollen sich nicht beteiligen, sie hören nicht zu, sie möchten über nichts reden, weil ihr Geist so überfüllt ist. Das ist so, als würde jemand, wenn Sie gerade eine richtig schlimme Verstopfung haben, sagen: »Komm, laß uns schön essen gehen«. »Um Himmels Willen, nein!«, werden Sie sagen, »ich fühle mich so... oje! Nein, ich möchte nicht.« Würde man noch irgendwas hineinstopfen, verdirbt es nur und tut Ihrem Körper überhaupt nicht gut.

Auf die gleiche Weise ist es auch unbedingt notwendig, den Geist zu reinigen. Wenn Sie morgens zur Toilette gehen, glauben Sie ja nicht, daß Sie nur Körperabfälle entfernen. Diesem Organ, diesem Beamten, unterstehen auch die Abfälle des Geistes und die Abfälle der Seele. Das ist das allerwichtigste, daß Sie, wenn Sie den Tag beginnen, all den Dreck, all die Gifte aus Körper, Seele und Geist herausbekommen. Dann sind Sie aufnahmefähig, und Sie sind rein und können sich an allen Dingen, mit denen Sie zu tun haben, erfreuen.

Dreiundzwanzig Prozent der Bevölkerung dieses Landes und meines Heimatlandes leiden an Verstopfung, chronischer Verstopfung – das zeigt sich in der riesigen Menge Abführmittel, die verbraucht wird, und der Kleie und all den anderen Sachen, die versuchen, dieses Abfallzeug herauszubringen. Himmeldonnerwetter! Sie sollten es nicht erzwingen; es ist ein natürlicher Vorgang. Würden die Menschen einen Monat lang zwischen 5 und 7 Uhr morgens zur Toilette gehen, wenn dieses Organ so viel kräftiger arbeitet, ich würde wetten, daß dann neunzig Prozent der Verstopfungen auf der ganzen Welt beseitigt wären.

Aber das ist zu einfach! Die Leute möchten nicht um fünf Uhr morgens aufstehen und zur Toilette gehen. »Oh, verdammt, ich bleibe noch eine Stunde im Bett und nehme ein Abführmittel.« Kein Wunder, daß Krankheiten auftreten. Oder sie stehen auf und sagen: »Oh ich habe keine Zeit, zur Toilette zu gehen. Ich werde später gehen.« Und dann gehen sie zur Arbeit, und etwa um drei Uhr sagen sie: »Um Gottes Willen, ich war noch nicht auf der Toilette.« Dann sitzen Sie drauf, werden schwarz im Gesicht, und nichts geschieht. »Um Gottes Willen, ich habe Verstopfung.«

Alle Organe in Ihrem Körper – die von den Chinesen Beamte genannt werden, nicht Organe – arbeiten genau auf die gleiche Weise. Dieser bestimmte Beamte, der Dickdarm, kann grundsätzlich alle Gifte aus Ihrem Geist, aus Ihrem Körper und aus Ihrer Seele entfernen, wenn Sie es ihm während seiner natürlichen Hochleistungszeit ermöglichen. Das ist der Grund, warum die Natur diesen einzelnen Organen ihren Platz in einem natürlichen Kreislauf gab.

Ich hoffe, Sie werden darauf hören, denn es ist nicht nur notwendig, einen sauberen Körper zu haben, sondern es ist dringend erforderlich, einen sauberen Geist zu besitzen. Sonst schalten Sie so viele Dinge aus, die jeden Tag neu und frisch auf Sie zukommen können. Es gibt so viel Krankheit im Geist. Sie können anfangen es »schizoid« zu nennen, oder andere dumme Namen zu geben. Dennoch besteht der einzige Weg, auf dem Sie geistige Verschmutzung entfernen können, darin, sie auszuscheiden, wenn Sie auf die Toilette gehen.

Einige Leute reden nicht gern über die Entleerung des Darms. Zum Teufel damit! Es ist ein wunderbares Thema. Ich freue mich jedesmal darüber. Aber ich sage Ihnen: Wenn Sie den Zeitpunkt ändern, zu dem Sie Ihren Darm entleeren, und am Morgen , zwischen fünf und sieben Uhr, zur Toilette gehen, verspreche ich Ihnen, daß Sie nach einem Monat doppelt so viel Abfall ausscheiden wie zuvor.

Viele haben das Gefühl, sie hätten ihr Geschäft erledigt, wenn sie ein- oder zweimal Stuhlgang gehabt haben, doch die anderen zwei oder drei Stühle bleiben drinnen. Ich wette, wenn Sie im Durchschnitt zweimal Stuhlgang hatten, werden Sie, nachdem Sie einen Monat lang zwischen fünf und sieben Uhr morgens zur Toilette gegangen sind, drei oder vier Stühle ausscheiden. Als Folge davon werden Ihr Körper und Ihr Geist viel sauberer sein; und ebenso Ihre Seele.

Ich gebe Ihnen daher eine Hausaufgabe. Morgen früh, etwa um fünf Uhr, möchte ich gleichzeitig ungefähr hundertvierzig Wasserspülungen gehen hören! Eine riesige

Flut! Dann weiß ich wirklich, daß sich der heutige Tag gelohnt hat!

Das ist kein Witz, ganz im Ernst, ich möchte wirklich, daß Sie das tun. Sie könnten solch einen Zuwachs an natürlicher Freude und Schönheit gewinnen. Es ist nicht möglich, aus der Erfahrung eines jeden Tages zu lernen, wenn Ihr Geist voll ist. Seien Sie aufnahmebereit, damit Sie während des ganzen Tages so viel wie möglich wahrnehmen können.

Nach dem Aufstehen waschen Sie sich; Sie entfernen die körperlichen Ausscheidungen und den Schmutz von Ihrem Körper. Aber ich schlage vor, Sie lassen den Schmutz drauf und gehen stattdessen auf die Toilette! Es ist sehr viel wichtiger, das Innere zu reinigen, als das Äußere zu reinigen. Offensichtlich ist es besser, beides zu reinigen; aber das wichtigste ist nicht die Dusche, das wirklich wichtige ist die Toilette. Ich habe nichts dagegen, wenn Sie zur Arbeit gehen und sagen: »Ich hatte keine Zeit zu duschen.« Aber ich bin dagegen, wenn Sie mit unreinem Geist und unreiner Seele zur Arbeit gehen.

Jetzt wollen wir uns das mal ansehen und erkennen, wann wir noch barbarischer werden. Von sieben Uhr bis neun Uhr morgens hat der Beamte Magen so viel mehr Energie als zu jeder anderen Tageszeit. Das bedeutet, daß Ihr Magen zu der Zeit praktisch in der Lage wäre, einen rostigen Nagel zu verdauen! Er ist bereit loszulegen und was Sie auch hinunterschicken, er wird es geradezu verschlingen.

So soll es sein, so hat die Natur es bestimmt; nicht der Mensch, die *Natur*. Warum sollten wir nicht auf die Natur hören? Wir wissen, daß wir sie nicht überbieten können; aber wir sagen:« Natürlich können wir die Natur überbieten.« Der Durchschnittsmensch steht also morgens auf, und Sie sagen zu ihm oder ihr: »Was haben

Sie zum Frühstück gegessen?« »Naja, ich hab einen halben Toast gegessen.« So, da haben wirs – Körper, Seele und Geist – legen los mit einem fast leeren Tank. Dann sagen sie: »O Gott, bin ich müde!... Oh, ich fühle mich so schwach... O Weh, in meinem Bauch rumpelt es... Ich habe Kopfschmerzen... Oh, mein Rücken schmerzt.« So sieht der Versuch aus, diesen Körper ohne Treibstoff zu fahren. Mit Ihrem Auto würden Sie das nicht machen!

Der Tag geht zuende und Sie haben all Ihre Arbeit praktisch ohne Treibstoff getan. Wunderbar, wie die Natur zuläßt, daß Sie das tun. Niemand sonst würde es zulassen. Sie tun das, doch die Natur hat Mitleid mit Ihnen. Sie weiß, daß wir ein Haufen verdammter Idioten sind, und sie ist voller Mitgefühl. Sonst wären wir alle tot, bevor wir zwölf Jahre alt werden. Dann schauen wir uns um und sagen: »Wen liebe ich wirklich?« Wer braucht Freunde, wenn wir uns selbst so behandeln?

Ich sage: »Ich liebe Dich. Möchtest Du mit mir heute abend Essen gehen?« »Ja, gerne; oh, ja« »Wann wollen wir essen?« »Etwa zwischen sieben und neun Uhr.« Nun, das ist genau die Zeit, in der der Beamte Magen seine größte Ruhezeit hat! Aber wir sagen: »He, jetzt leg los! Wie wäre es mit einem Steak?« »Ja bitte.« Schick es runter! »Wie wäre es mit mit ein paar Pommes frites und einem Hamburger? Wie ist es mit etwas Kuchen? Möchtest du einen Kaffee?« »Nein, ich trinke zwei Kaffee.« »Möchtest du noch etwas Kuchen, und vielleicht auch noch ein paar Süßigkeiten?« »Ich hoffe, dir hat das Essen geschmeckt!« Sie gehen ins Bett und sagen: »Ich hoffe, du kannst verdammt gut schlafen!« Denn da ist der arme Beamte Magen, der morgens bereit ist, alles mögliche zu verschlingen, und Sie sagen: »Nun, hier hast du einen Cornflake, sei still.« Und dann – wenn all die Energie verausgabt ist, und er denkt: »Jesus, bin ich erschöpft«, und er beginnt, sich auszuruhen – dann sagen Sie: »Los, verdaue jetzt dieses Abendessen.«

Wir sind verrückt! Kein Wunder, daß Sie nicht schlafen können. Sie füllen sich während des Abends voll, und morgens haben Sie Kopfschmerzen, und keine Lebenskraft. Total verrückt! Nun, wenn Sie jemanden wirklich lieben, dann sollten Sie sagen: »He, ich liebe Dich. Hast Du Lust, mich zum Frühstück zu besuchen?« »Frühstück?« »Ja, komm, laß uns zusammen frühstükken.« Und dann gibt Ihnen alles, was Sie essen, nicht nur den Treibstoff dafür, durch den Tag zu kommen, sondern Sie könnten, wie ich schon sagte, buchstäblich Nägel essen und sie würden verdaut. Doch in der Zeit, in der der Magen die geringste Energie hat, können Sie bestimmt kein Essen verdauen.

Daher gibt es zweierlei, was Sie für die Erhaltung ihrer Gesundheit lernen müssen. Sie müssen sich *selbst* um Ihre Gesundheit bemühen, indem Sie den Naturgesetzen gehorchen. Eines heißt: leeren Sie Ihren Darm; Sie entfernen den Schmutz und Dreck aus Körper, Geist und Seele. Dann geben Sie lebendige Nahrung hinein, mit der Ihre Mutter Sie versorgt, damit sie verdaut werden kann, und damit Energie für Sie vorhanden ist, die Sie im Verlauf des Tages benutzen können. Ihre Hauptmahlzeit sollte das Frühstück sein.

Ich will nicht fragen, wieviele von Ihnen das Frühstück zu Ihrer Hauptmahlzeit machen, denn das würde Sie in Verlegenheit bringen! Aber ich hoffe, wenn ich jemals wieder hierher komme und frage: »Welche Mahlzeit ist Ihre Hauptmahlzeit?«, werden Sie antworten: »Das Frühstück, nachdem wir auf der Toilette waren.« Dann bin ich sicher, daß wir eine gesündere Gesellschaft haben.

Es ist kein Wunder, daß wir Krankheiten bekommen. Die Chinesen würden gesagt haben: »Wer sind diese sogenannten zivilisierten barbarischen Idioten?« Wenn Sie also Ihre Gesundheit erhalten wollen, befolgen Sie einfach diese beiden Dinge, und bei Gott, ich wette, Sie haben viel mehr Lebenskraft, viel mehr Energie, viel mehr Schwung. Und Sie werden ein bißchen leichter.

Sie brauchen sich nicht vollzupfropfen, doch tanken Sie sich in der Frühe richtig voll. Füllen Sie nicht nur den Tank in Ihrem Auto, füllen Sie den Tank in Ihrem Körper. Wenn wir unserem Körper, unserem Geist und unserer Seele halb so viel Aufmerksamkeit schenkten wie unseren Autos, brauchten wir keine Ärzte. Sie hätten nichts zu tun. Wir würden an einer Gesundheitsepedemie leiden; stattdessen sind wir wild darauf, uns durch die Verletzung natürlicher Gesetze selbst krank zu machen.

Wir sagen: »Wann gibt es Mittagessen?« »Nun, um eins.« Wer zum Teufel möchte um ein Uhr essen? »Ich habe keinen Hunger.« »Also, es ist ein Uhr. Ich habe Dein Mittagessen fertig.« »Oh, na gut; ich esse es.« Das tut Ihnen überhaupt nicht gut. Sie können es nicht in körpereigene Stoffe umwandeln und Sie können es nicht verdauen.

Zwei Dinge noch, bevor wir das Thema Essen verlassen. Das eine ist ein Grundsatz: Essen Sie, wenn Sie Hunger haben. Wenn Sie keinen Hunger haben, sollten Sie nicht essen. Eine sehr einfache Regel. Wie oft haben Sie sich hingesetzt und etwas gegessen, obwohl Sie es nicht wirklich wollten? Die Antwort ist: essen Sie es nicht. Sorgen Sie dafür, daß Sie Ihre Hauptmahlzeit am Morgen einnehmen.

Das zweite ist sehr, sehr wichtig, und es ist eine sehr einfache Sache. Wenn Sie am Morgen, während dieser energiereichsten Zeit, Ihre Mahlzeit einnehmen, denken Sie jedesmal an eine kleine goldene Regel, die mein Vater mir zu sagen pflegte: trinken Sie Ihr Essen und essen Sie Ihr Getränk. Das heißt, kauen Sie Ihr Essen, bis es fast wie eine Flüssigkeit ist. Schlucken Sie keine großen Brocken, die Sie dem Beamten Magen zum Zerkleinern überlassen. Das Zerkleinern erledigen Sie mit dem Werkzeug, das Sie hier oben in Ihrem Mund haben, bevor Sie es hinunterschicken. Und wenn Sie etwas trinken, lernen Sie von der Weisheit kleiner Säuglinge: kein Baby schluckt einfach nur. Ein Baby mischt das, was es trinkt, mit seinem eigenen Speichel und stellt so eine völlige Umwandlung von allem, was notwendig ist, her — sowohl aus dem Essen als auch aus dem Trinken. Denn was macht ein Baby, wenn man ihm nicht die Zeit dazu läßt? Es spuckt alles wieder aus. Also ist es sehr wichtig, das, was Sie trinken, mit Ihrem Speichel zu mischen. Das ist einer der Gründe, warum er da ist.

Nun, ich nehme nicht an, daß Sie das besonders begeistert, obgleich Sie auf diese Weise Ihre Gesundheit verbessern können. Doch Sie werden es nicht tun, denn es ist zu einfach. Die meisten Leute möchten, daß jemand anders für ihr Wohlergehen sorgt. Aber ich möchte Ihnen mit Nachdruck vorschlagen, daß Sie beginnen, die Verantwortung für Ihren eigenen Körper, Ihren eigenen Geist und Ihre eigene Seele zu übernehmen. Nicht der Arzt hat die Verantwortung dafür. Dafür sind Sie verantwortlich, der Arzt ist nur dazu da, Ihnen zu helfen, wenn das natürliche Gefüge zusammenbricht.

Nun wollen wir wieder auf diese Uhr schauen und erkennen, auf welche Art und Weise sie uns so viel erzählen kann. Wir nehmen mal an, daß Sie eine Überfunktion der Gallenblase haben. Erinnern Sie sich an das Gleichgewicht, über das ich sprach? Also haben wir hier die Gallenblase mit zu viel Energie. Zuviel Arbeit, die verschwendet wird.

Überfunktion der Gallenblase kann bis zu hundert verschiedene Symptome verursachen. Eins davon kann linksseitige oder rechtsseitige Migräne sein. Ein anderes kann Übelkeit sein; Erbrechen. Es können auch Schmerzen in der Hüfte sein oder die Unfähigkeit, die Gelenke in Ihrem Körper frei zu bewegen. Eine Vielzahl an Symtomen kann von einer Fehlfunktion der Gallenblase verursacht werden.

Handelt es sich um Überfunktion, zu viel Energie,

können Sie jedes dieser Symptome bekommen. Dann wird die Überfunktion zwischen elf Uhr und ein Uhr in der Nacht noch schlimmer. Es gibt bestimmte Leute, die Sie fragen können: »Gibt es eine bestimmte Tageszeit, zu der Sie sich besser oder schlechter fühlen?« Und jeder kranke Mensch kann Ihnen eine Tageszeit nennen, zu der er sich besser oder schlechter fühlt. Mit Hilfe der eigenen inneren Uhr können Sie wenigstens eingrenzen, welches Organ es ist, das um Hilfe schreit.

Hier können wir sehen, wie sehr verschieden wir alle sind. Es hat keinen Sinn, wenn jemand, der an einer Überfunktion der Gallenblase leidet, um elf Uhr abends zu Bett geht, denn genau dann beginnt die Hochleistungszeit und die Symptome verschlimmern sich. Dieser Mensch wird sich drehen und wälzen; und wird lesen; und wird sagen: »Ich kann vor so und so viel Uhr nicht einschlafen...« Sie schlafen nicht vor ein Uhr ein: bis dieser Höhepunkt der Überfunktion vorüber ist.

Was haben wir daraus gelernt? Wenn Sie feststellen, daß Sie sich im Bett eine gewisse Zeit lang drehen und wälzen, dann gehen Sie eine Stunde früher ins Bett. Es könnte gut sein, daß Sie eingeschlafen sind, bevor diese Überfunktion Sie stört; andererseits, wenn es sehr schlimm ist, wird es Sie vielleicht aufwecken.

Besonders mit der Leber ist das so. Eine riesige Anzahl Leute gehen schlafen und wachen zu irgendeiner Zeit zwischen eins und drei auf; sie könnten Ihre Uhr danach stellen. Sie sagen: »Jede Nacht gehe ich in die Küche, rauche eine Zigarette, trinke einen Tee, gehe zur Toilette, laufe herum, lese etwas, und dann gehe ich wieder ins Bett und schlafe endlich ein.« Andere Leute wachen um fünf Uhr morgens auf. Sie sagen: »Danach kann ich nicht wieder einschlafen.« All dies sind Notsignale, die von der inneren Uhr ausgesendet werden und Ihnen sagen, daß etwas falsch ist. Also warum hören sie nicht darauf?

Deshalb... sehr, sehr wichtig: wenn Sie entdecken, daß

Sie plötzlich eine große Veränderung während irgendeiner Tageszeit erleben, dann können Sie das sehr oft einem bestimmten Organ zuordnen.

Andererseits könnten Sie folgendes vorfinden: Jemand hat Schmerzen und hat – um einen dummen Namen zu benutzen – Arthritis. Die Ursache davon ist, sagen wir mal, Unterfunktion der Blase. Das bedeutet zu wenig Energie. Deshalb kämpft der Körper (und der Geist und die Seele), um sich morgens selbst anzutreiben. Dann, etwa zu der Zeit am Nachmittag, wenn die Natur ihre zusätzliche Überfunktion dazugibt, löscht dieses Plus das Minus praktisch aus, und viele Patienten werden sagen: »So um drei Uhr oder fünf Uhr am Nachmittag, wissen Sie, da fühle ich mich viel besser. Und dann wird es wieder schlimmer.«

Die chinesische Uhr, des Menschen eigene innere Uhr, gibt uns all diese so wertvollen Informationen. Das ist für die Diagnose wertvoll. Zum Beispiel werden Sie morgens nicht munter, wenn Sie eine Überfunktion des Magens oder der Milz haben. Zu der Zeit, wenn Sie aufwachen, ist die Überfunktion da, Sie fühlen sich daher wirklich daneben und sind außer Gefecht, bis das Organ durch seine spezielle Zeitspanne gekommen ist.

Diese Überfunktion ist der Grund, warum Sie verschiedene Teile des Tages ausradieren, wo Sie einfach zusammenklappen, oder Sie sind nicht bei der Sache oder, im Gegenteil, total hektisch. All das wird von Ihrer eigenen inneren Uhr geregelt. Daher müssen Sie sich all das anschauen. Der Zeitaufwand lohnt sich, zu versuchen, sich die verschiedenen Stunden zu merken, die mit Ihren eigenen inneren Organen verbunden sind. Hören Sie nicht nur auf das, was sie Ihnen mitteilen wollen, sondern versuchen Sie auch, es zu befolgen, besonders, wie ich schon sagte, bei der Disziplin, am Morgen auszuscheiden und bei der Einnahme der Nahrung.

Die westliche Medizin trifft sich mit dieser chinesischen Uhr darin, daß die größte Häufigkeit von Herzversagen in der Zeit zwischen 11 Uhr und 1 Uhr mittags liegt. Überlebt der Patient diese Zeitspanne, dann liegt die höchste Sterberate in der Zeit zwischen 11 und 1 Uhr nachts. Das erste ist die Hochleistungszeit des Herzens und das zweite ist die Zeit mit der niedrigsten Leistung des Herzens. Das ist in der westlichen Medizin anerkannt, doch die Chinesen haben es schon vor fünftausend Jahren herausgefunden.

So, das war jetzt eine sehr einfache Darstellung des Gesetzes von Mittag und Mitternacht, oder der chinesischen Uhr, oder Ihrer eigenen inneren Uhr. Erstaunlich, wie viele Erscheinungen es erklären kann. Es liefert die Begründung dafür, warum Sie diese Hoch- und Tiefpunkte haben. Wenn Sie dazu beitragen können, sie auszugleichen, macht das Ihr Leben viel erfreulicher.

Die Natur hat festgelegt, daß wir in Verbindung mit unserer Mutter leben. Darum bleiben wir immer in Verbindung mit der Erde. Wir sind wie kleine Kinder; wir können niemals unsere Mutter Erde verlassen — außer, wenn Sie in ein Flugzeug steigen.

Als ich das Flugzeug in Heathrow bestieg, um hierher zu kommen, war ich voll Frühlingsfreude und dachte: Hallelujah, ich habe sieben Stunden ohne Telefonanrufe, ohne Patienten, ohne Angst, ohne Sorgen. Sieben Stunden nur für mich. Hurra!« Und ich saß da im Flugzeug und las, seit einer Ewigkeit bin ich dazu nicht mehr gekommen. Ich hörte etwas Musik. Ich sah einen lustigen Film. Ich kaufte mein eigenes Essen. Und ich verließ das Flugzeug, und Richard wartete dort. Er sagte: »Hallo, Jack« und ich sagte:« Hallo, Richard«. Um Himmels Willen! Ich hatte buchstäblich den Boden unter den Füßen verloren! Deshalb, weil ich ein natürliches Gesetz verletzt habe, indem ich Mutter Erde verließ.

Meine chinesische, innere Uhr konnte sich nicht umstellen. Meine innere Uhr sagte zu mir: »He, es ist Mitternacht.« Doch meine Uhr, nachdem ich sie hier vorgestellt habe, sagte: »Nein das stimmt nicht; es ist sieben

Uhr.« Infolgedessen versuchte meine innere Uhr damit zu kämpfen und sie waren sich völlig uneins. Dazu kam die Tatsache, daß ich die Erde verlassen hatte. Darum werden Sie flugkrank, d.h. Sie leiden unter dem Raum-Zeit-Sprung, aus überhaupt keinem anderen Grund. Verletzung eines natürlichen Gesetzes und ein Eingriff in die innere Uhr.

Wenn Sie einigermaßen gesund sind , kann sich Ihre innere Uhr in etwa innerhalb eines Tages wieder einpendeln. Sind Sie nicht gesund, kann es zehn bis zwölf Tage dauern bis sie sich eingestellt hat. Doch für einige Zeit sind Sie noch halb raum- und flugkrank und wissen nicht, ob Sie zur Toilette gehen, frühstücken, zu Mittag essen oder ins Bett gehen sollen.

Doch schon vor fünftausend Jahren hätten sie uns den Preis nennen können, den wir bezahlen müssen, wenn wir ein natürliches Gesetz verletzen, indem wir mit dem Flugzeug reisen. Und je länger Sie von Mutter Erde entfernt sind, desto schlimmer wird die Flugkrankheit und desto länger braucht die innere Uhr, um sich anzugleichen. Wenn Sie irgendwohin reisen möchten, gehen Sie zu Fuß, und Sie werden wenigstens gesund ankommen!

Ich halte das für sehr wertvoll. Jeder Mensch kann mit seiner eigenen Körperuhr in Einklang kommen. Daher, wenn Sie feststellen, daß Sie im Verlauf des Tages eine sehr schwierige Zeit haben, ist das ein weiteres Notsignal der Natur, das sagt: »He, laß das mal nachsehen.«

Jetzt kommen wir zum letzten Gesetz: dem Gesetz des Heilens.

Jede Krankheit muß dem Gesetz des Heilens gehorchen, wenn Sie geheilt werden sollen. Das ist umwerfend, daß Sie *nach dem Gesetz der Natur* geheilt werden.

Wenn wir dieses Gesetz beobachten, können wir feststellen, ob unsere Patienten geheilt werden – wenn wir dieses Wort benutzen müssen, und das hasse ich oder ob wir nur lindern können, oder ob wir nur so und so weit kommen können und nicht weiter. Wir brauchen nicht zu raten und zu hoffen, daß eine Besserung eintritt. Wir wissen, anhand dieses Gesetzes, ob oder ob nicht.

Das Gesetz des Heilens besagt – und für diejenigen unter Ihnen, die Patienten sind und es nicht kennen, ist dies von Nutzen – die Heilung der Krankheit muß von innen nach außen erfolgen; von oben nach unten; und die Krankheit verschwindet in umgekehrter Reihenfolge wie sie gekommen ist.

Das ist der Grund, warum wir alles über die Geschichte Ihres Falles wissen wollen. Es kann sein, daß Sie zu uns kommen mit, sagen wir mal, einer geistigen Störung, oder mit Migräne, was auch immer. Und Ihr Akupunkteur versucht, nach allen vorhergehenden Krankheiten zu fragen, die Sie hatten. Der klassische, einfache Fall, um zu erklären, warum er das tut, ist Asthma, oder Bronchialemphysem. Der Patient sagt: »Ja, als ich ungefähr zwölf war, hatte ich sehr, sehr starke Akne. Ich erinnere mich, daß ich davor, als ich ungefähr neun war, Schüttelfrost hatte, und meine Mutter sich darüber zu Tode geängstigt hat.«

Also, wenn wir diesen Patienten mit Asthma heilen, muß die frühere Hautkrankheit wieder auftreten, denn wir reinigen von innen nach außen. Obwohl er sie vielleicht seit zehn Jahren nicht hatte, kann sie wieder auftreten, vielleicht nur für einen Tag, vielleicht nur für eine Stunde, vielleicht für ein Jahr. Aber er braucht sich darüber keine Sorgen mehr zu machen; denn wenn sie einmal wiedergekommen ist, verschwindet sie für immer.

Es ist nötig, daß wir diese Gesetze kennen, weil viele Patienten kommen und sagen: »Sehen Sie, ich bin wegen meines Asthmas gekommen, und nun ist meine Hautkrankheit wieder aufgetreten, die hatte ich nicht mehr, seit ich zehn war.« Wunderbar! Das bedeutet, daß Sie diesen Menschen bis zurück zu dem Alter von zehn Jahren völlig gereinigt haben. Die ersten Symptome kommen natürlich in umgekehrter Reihenfolge heraus, je weiter die Behandlung fortschreitet.

Auch ist es wichtig, dieses Gesetz zu kennen bei, sagen wir mal, Arthritis-Kranken, die sagen: »Wissen Sie, mein Kopf ist besser, mein Hals ist besser, doch meine Hände waren noch nie so schlimm! Ich höre lieber mit der Behandlung auf. Glauben Sie mir, ich kann jetzt nicht einmal irgendwas festhalten.« Wunderbar! Es muß von oben nach unten kommen. Da kann der Patient verstehen, warum der Arzt, der ihn behandelt, nicht besorgt ist, wenn die unteren Gliedmaßen schlimmer werden als sie es jemals waren; denn das ist der natürliche Verlauf, den eine Heilung nimmt.

Doch, wenn der Patient sagt:«Meine Hände sind ausgezeichnet, doch meine Schulter ist schlimmer geworden«, dann wissen wir, daß etwas falsch läuft. Das ist eine Verletzung des Gesetzes vom Heilen.

Daher müssen wir darauf achten, daß die Krankheit dem natürlichen Verlauf gemäß geheilt wird. Die erfreulichsten Worte, die wir jemals von Patienten hören möchten, wenn sie kommen und wir fragen: »Wie geht's Ihnen?«, sind: »Oh, verdammt, dieser Schmerz ist wirklich furchtbar, Doktor!« Wir können sagen: »Ist in Ordnung mein Lieber, nicht aufregen. Wir tun, was wir können.« »Doch innerlich fühle ich mich besser.« Peng! Wir wissen von diesen Aussagen her, daß der Verlauf dem Gesetz entspricht. Denn obwohl der Schmerz ein Jahr, zwei Jahre bleiben kann – wie lange es dauert, bis er verschwindet, weiß ich nicht – muß das erste Zeichen das sein, daß der Patient sich innerlich besser fühlt. Dann wissen wir, daß wir dem Gesetz des Heilens folgen.

Es ist jedoch wieder etwas komplizierter als das. Es kommt manchmal tatsächlich vor, daß eine körperliche

Krankheit, wenn sie wieder auftaucht, vielleicht nur auf einer geistigen Ebene wiedererscheint; sie muß nicht unbedingt auf einer körperlichen Ebene wiederkehren. Das soll Ihnen wiederum erklären, warum wir so viele Fragen stellen: damit wir, wenn es Ihnen besser geht, sicher sind, daß es dem Gesetz des Heilens entspricht. Ist das nicht der Fall, dann geht es Ihnen scheinbar besser und plötzlich geht es Ihnen dann wieder wie vorher – das ist bloße Zeitverschwendung.

Wir wissen also, ob die Heilung wirkungsvoll sein wird, und ob sie dem natürlichen Verlauf entspricht.

Die fünf grundlegenden Gesetze: das Gesetz der fünf Elemente, das Gesetz von Mutter und Sohn, das Gesetz von Mittag und Mitternacht, das Gesetz von Mann und Frau und das Gesetz des Heilens. Jedes einzelne davon können Sie ein ganzes Jahr lang gründlich studieren, und haben noch nicht einmal die Oberfläche angekratzt. Doch ich hoffe, daß ich Ihnen einen sehr groben Umriß davon gezeichnet habe.

Ich möchte jetzt gern weitergehen zu den Funktionen, denn in jeder westlichen Schule wird alles über das Herz und den Dünndarm und die Blase und die Nieren und so weiter gelehrt, und manchmal erstaunt mich die Fähigkeit eines westlichen Arztes, der, das wollen wir anerkennen, tatsächlich heilt und so vielen Leuten hilft. Doch wie sie das machen, ohne die beiden wichtigsten Funktionen des Körpers anzuerkennen, das ist mir schleierhaft; ich weiß einfach nicht, wie sie das machen!

Lassen Sie uns die erste Funktion betrachten, das ist Kreislauf-Sexualität. Sie heißt so, weil das die Gebiete sind, für die sie ursprünglich verantwortlich ist. Sie ist verantwortlich für das arterielle und das venöse Blut. Viele von Ihnen haben vielleicht gedacht, daß dafür das Herz verantwortlich wäre. Doch das stimmt nicht. Es wird von der Funktion Kreislauf-Sexualität kontrolliert.

Der zweite Teil trägt den Namen Sexualität, weil diese Funktion alle inneren und äußeren Sekretionen der Geschlechtsorgane regelt. Ich möchte Sie auch daran erinnern, daß sie zum Element Feuer gehört. Wir alle können verstehen, daß Blut mit Feuer und Rot und Wärme verbunden ist, und wenn daher vielleicht ein Patient mit sehr kalten Händen, sehr kalten Füßen kommt, kann das – doch muß nicht in jedem Fall – ein Notsignal von Kreislauf-Sexualität sein. Diese Funktion arbeitet nicht richtig, denn sie kann das Blut nicht bis hinunter zu den äußeren Gliedmaßen bringen, oder sie kann die Rückkehr des Blutes nicht beschleunigen, und Sie wissen, was passiert, wenn die venöse Rückkehr des Blutes gestört ist: Krampfadern und Hämorrhoiden. Sie wissen auch, was passiert, wenn Sie eine größere Störung der Kreislauf-Sexualität haben. Sie werden impotent oder frigide; oder, wenn es eine Überfunktion ist, werden Sie übermäßig erregt. Diese wesentlichen Eigenschaften Ihres arteriellen Blutes, das in jede Zelle Ihres Körpers fließt, und Ihres venösen Blutes, das für die Rückkehr verantwortlich ist, um die inneren und äußeren Sekretionen der Geschlechtsorgane zu reinigen und wieder mit Sauerstoff zu versorgen, werden völlig durch diese Funktion geregelt. Das haut einen um!

Sie sehen viele unglückliche Leute mit schweren sexuellen Störungen. Das ist wirklich eine Tragödie, denn normalerweise wurden Männer und Frauen dafür geschaffen, zusammen zu kommen und Kinder zu zeugen. Das ist die bedeutendste Sache der Welt. Ich meine nicht mit jemandem ins Bett zu gehen; das ist ein körperlicher Liebesakt. Doch wenn ein Mann eine Frau wirklich liebt, und eine Frau einen Mann wirklich liebt, dann kommen sie zusammen, wie die Natur es vorgesehen hat, und die zwei werden dann eins. Die Liebe ist körperlich, geistig und seelisch, und während sie sich lieben und während des Höhepunktes entsteht eine seelische Vereinigung. Das ist der Grund, warum Sie sogar Atheisten oft

»Gott!« sagen hören. In dem Moment sind Sie zu dritt. Sie, Ihr Partner und Gott. Und die Zeit steht still.

Das ist eine der schönsten, wunderbarsten Erfahrungen. Sie sagen, »Wie lange dauerte das? War es eine Minute, war es ein ganzes Leben, war es zehnmal soviel?« Die Freude und die Schönheit dabei sind völlig unbeschreiblich. So hatte die Natur das vorgesehen, so sollte es sein. Wieviele Leute heiraten, wie viele Leute lieben sich und haben nie, nie so etwas erlebt? Wenn Sie eine Störung in der Kreislauf-Sexualität haben, sind Sie weit davon entfernt. Sie können es nicht erreichen. Es wird körperlich befriedigen, geistig in Ordnung sein, doch wer wird das wollen anstelle von dem, was ich gerade beschrieben habe?

Sie können erleben, daß ein Mann und eine Frau sich aufrichtig lieben können. Dann plötzlich stellt er fest, daß er keine Erektion mehr bekommt. Dieser Teil ihrer Ehe ist in Gefahr. Es gibt keine Möglichkeit, daß sie diese Augenblicke miteinander erleben. Gott, wer zum Teufel möchte leben, wenn Sie diese Augenblicke nicht miteinander erleben können? Ich denke, daß darin die Qualität des Lebens besteht. So hat die Natur die Dinge vorgesehen, so sollte es sein. Sie haben eine Ehe ohne diesen Funken, und was wird dann mit der Frau geschehen? Die Frau kann frigide werden. Was wird mit dem Mann geschehen? Er wird anfangen, zu trinken. Er wird übermäßig rauchen. Er wird woanders hingehen.

All diese Millionen von Komplikationen können Krankheit und Depression verursachen, weil diese Lebensessenz nicht vorhanden ist, die die Natur uns gab, damit wir sie miteinander teilen. Die Kreislauf-Sexualität – Funktion reguliert sie. Darum bricht es einem das Herz, wenn Leute diese Ehestörungen haben, daß sie nicht fähig sind, in dieser Weise zusammen zu sein. Wie schrecklich ist es, daß wir das nicht in herkömmlichen Medizinschulen unterrichten. Die Hälfte der »Schizos« stammt genau daher. Da ist der Punkt, an dem jemand seinen Verstand verliert.

Wir können das mit dem Kreislauf-Sexualität – Meridian regulieren. Wir können die Energie ausgleichen, die nicht nur die körperlichen Geschlechtsorgane kontrolliert – glauben Sie nicht, daß Sexualorgane nur körperlicher Natur sind, das sind sie nicht; sie sind auch geistig; sie sind auch seelisch. Die Erfüllung, die ich Ihnen beschrieb, kann im Grunde nur entstehen, wenn die Funktion von Kreislauf-Sexualität recht gut im Gleichgewicht ist.

In vielen Fällen sind die ersten Anzeichen vielleicht einfach kalte Hände und kalte Füße. Doch wenn Sie das weiter und weiter gehen lassen, dann zeigt sich die Krankheit auf einer tieferen Ebene; Ihre sexuellen Schwierigkeiten beginnen aufzutreten. Störungen im Energiegleichgewicht. Wieviel Freude bringt es also, daß wir das in das Leben vieler Leute zurückbringen können, indem wir diesen speziellen Meridian behandeln.

Die Chinesen benutzen die Worte »Herz, »Dünndarm«, »Leber« und »Gallenblase« nicht. Sie hatten keine Ahnung, was um Himmels Willen das ist! Und warum ich glaube, daß ich dieses Medizinsystem so liebe, ist, weil es dem Kindlichen so ähnlich ist; und ich liebe es, ein Kind zu sein.

Ich erinnere mich daran, als ich zuerst westliche Medizin studierte, war ich, glaube ich, ein bißchen so etwas wie eine Lungen-Kapazität. Das war so, weil mir mein Vater ein kleines Buch gezeigt hatte, und in diesem Buch waren zwei kleine Männer, und sie benutzten Blasebälge, und ich hatte sofort verstanden, was sie taten. Und ich dachte: »He, das ist recht gut«. Als ich dann Studienleiter hatte, die mich in Anatomie und Physiologie unterrichteten, machte keiner einen so großen Eindruck auf meinen Geist. Welche Worte sie auch benutzten, da war immer noch dieses kleine Bild.

Nun, die Chinesen beschrieben jedes Organ in Ihrem Körper als einen Beamten. Das bedeutet ein kleines Männchen, wenn sie wollen. O ja, das mag närrisch klingen, sich kindisch anhören, doch die Weisheit von Kindern können Sie nicht überbieten! Und sie erkannten, daß jeder Beamte eine besondere Arbeit im Körper zu erledigen hat und das Organ selbst tatsächlich nur ein kleiner Teil des Gesamtbildes ist.

Deshalb wird der Beamte von Kreislauf-Sexualität in Wirklichkeit der Beschützer des Herzens genannt. (Der vollständige Ausdruck lautet natürlich nicht einfach »Herz«; das Herz wird der höchste Herrscher genannt.) Sie sahen diesen höchsten Herrscher als einen Mann, als einen König, als einen Kaiser; als den einen, der die Macht hat, die elf anderen Minister zu beherrschen, das sind die anderen elf Organe oder die anderen elf Beamten. Sie hatten vollständige Kenntnis von all dem Kummer und dem Leid, das die elf Organe haben: die Enttäuschungen, die Spannungen, die Ängste, die Funktionsstörungen. All diese Beamte wenden sich an den König und sagen: »Bitte, hilf mir, bitte, hilf mir, bitte hilf mir!« Jetzt versucht er, die Zusammenarbeit zwischen Körper, Geist und Seele und jedem der anderen elf Beamten zu regeln, und er hat eine ungeheure, riesige Aufgabe. Und wenn ständig jeder zu ihm kommt, wird ihn das umbringen. Deshalb hat er einen Beschützer; und Kreislauf-Sexualität wird der Beschützer des höchsten Herrschers genannt.

Das ist wie eine Schutzmauer um den König. Daher, wenn der König diese Mauer um sich herum hat, um sich vor den Beleidigungen und Verletzungen zu schützen, die ihm entgegengeschleudert werden, dann kann er all seine Kraft darauf verwenden, seine Leute zu überwachen, für sie zu sorgen und sie zu lieben.

Wenn die Schutzvorrichtung – Kreislauf-Sexualität, der Beschützer des höchsten Herrschers – krank ist, dann bleibt das Herz völlig ungeschützt. Das Herz oder

der höchste Herrscher wurde nicht dafür geschaffen, beleidigt und verletzt zu werden. Es muß beschützt werden.

Daher werden Sie jetzt wieder feststellen, daß bei Eheschwierigkeiten und bei Beziehungen, viele Leute an einer Liebes- »Krankheit« zugrundegehen. Andere können ziemlich leicht darüber hinweg kommen. Wenn Sie einen guten Beschützer des Herzens haben, dann erreicht diese große Verletzung des Herzens im Grunde nicht wirklich das Herz. Sie wird vom Beschützer des Herzens aufgefangen, und nur ein kleines bißchen davon gelangt in das Herz.

Doch wenn der höchste Herrscher schwach ist, dann ist die Funktion Kreislauf-Sexualität schwach, und das Herz ist verletzbar. Wie oft haben Sie Leute sagen hören: »Ich komme niemals darüber hinweg; er hat mir das Herz gebrochen.« Er hat Ihr Herz tatsächlich *gebrochen*; oder sie hat sein Herz tatsächlich *gebrochen*; und sie werden nie wieder so sein wie vorher. Und sie werden sagen: »Ich weiß nicht, was ich tun soll, ich halte es nicht aus. Ich möchte keine andere Beziehung. Ich will nicht noch mal so verletzt werden. Auf keinen Fall kann ich das noch einmal durchmachen.« Natürlich können Sie das nicht!

Wenn es nicht gelingt, einen Schutz um Ihr Herz herum aufzubauen, dann können Sie nicht losgehen und einen neuen Versuch wagen. Das ist der Grund, warum eine Menge Leute, die eine einzige schlimme Beziehung hatten, den Rest ihres Lebens verbringen, ohne eine neue einzugehen. Wie furchtbar! Könnten wir einfach den Schutz für das Herz aufbauen, dann könnten wir in eine neue Verbindung gehen, ohne solch eine riesige Narbe zu haben. Der Beschützer hat eine unschätzbare Funktion. Das wichtigste dabei ist – denn Sie können sehen, wieviel er mit Blut und Beziehungen zu tun hat – daß diese Funktion mehr Macht über Liebe und Lachen und wahre Schönheit hat als das Herz selbst.

Wir sehen bei vielen Leuten, daß es in ihrem Leben keinen Sonnenschein gibt. Es gibt keine Freude, es gibt kein Lachen. Nur Fegefeuer, das einfach von Tag zu Tag andauert. Geistig, körperlich, seelisch gibt es keine Liebe, keine Wärme, gibt es überhaupt nichts. Sie können jemandem das alles zurückgeben, wenn Sie die Funktion Kreislauf-Sexualität stärken. Denken Sie nur an die Tausende von Leuten, die in dieser schrecklichen Lage sind, und die wieder in ein Leben zurückgebracht werden können, das ihnen etwas bedeutet, indem Kreislauf-Sexualität reguliert wird. Warum, zum Kuckuck, sie das nicht in herkömmlichen Medizinschulen lehren, habe ich keine Ahnung!

Manchmal wundern Sie sich vielleicht, wenn Sie in der Zeitung etwas über jemanden lesen, der einem kleinen Kind oder einer Frau etwas Entartetes und Schmutziges antut. In normalem Geisteszustand würde das niemals jemand tun, es sei denn, daß er krank ist. Doch wenn Sie eine Überfunktion in dieser besonderen Funktion haben, rastet ihre ganze sexuelle Kontrolle fast vollständig aus. Das ist der Grund, warum Leute so etwas tun. Und wenn wir in der Lage wären, sie zu beruhigen, sie in ihren normalen Zustand zu bringen, würden sie bei dem Gedanken an das, was sie getan haben soviel Ekel empfinden wie wir, wenn wir davon lesen.

Jetzt erkennen wir, wie Menschen so etwas tun, weil sie krank sind. Wir können sehen, wie Menschen aufgrund von Krankheit einander wehtun und wir sehen, wie Menschen aufgrund von Krankheit einander ächten. Wenn wir das erkennen können, dann können wir besser verstehen, warum sie bestimmte Dinge tun, und dann können wir uns in die Lage versetzen, Ihnen zu helfen.

Aber, was wir heute, in diesem Jahrhundert, tun, ist, diese kranken Menschen in Anstalten zu stecken. Wir stecken sie in Gefängnisse. Wir sprechen sie wegen ihrer Krankheit in Geist oder Seele schuldig, und das ist wirklich keine Art, seine eigenen Brüder und Schwestern zu behandeln.

Gewiß, es mag nötig sein, sie aus Sicherheitsgründen dort einzusperren; aber was ebenso nötig ist, ist herauszufinden, warum sie diese Dinge tun. Sie tun diese Dinge aufgrund von Krankheit des Geistes und des Körpers. Und mit Hilfe dieses Medizin-Systems können wir helfen, sie in Ordnung zu bringen.

Der Dreifache Erwährmer ist wieder eine Funktion, die Sie sehr leicht verstehen können – besonders jene armen, liebenswerten, schönen jungen Damen, die eine körperliche Umstellung durchmachen. Wie Sie bemerken, empfinde ich ungeheures Mitgefühl oder Liebe oder Zuneigung für die Damen. Ich glaube, daß sie alle schön sind, und das liegt im wesentlichen daran, daß mein Herz für sie blutet. Ich meine, das durchschnittliche junge Mädchen kann zum Arzt gehen und sagen: »Doktor, ich habe schreckliche Schmerzen im Bauch und fühle mich überhaupt nicht gut.« Das Kind ist ungefähr zwölf. Und der Doktor antwortet: »Nun, es wird dir besser gehen, wenn du deine Periode hast.« Das Kind geht nach Hause und dann beginnt ihre Periode. Sie geht zum Arzt und sagt: »Oh Doktor, wissen Sie, ich bekomme diese Schmerzen hier, und ich fühle mich überhaupt nicht gut.« »Nun, es wird dir besser gehen, wenn du erst mal ein Kind hast.« Später hat sie ein Kind, zwei Kinder, und geht wieder zu ihrem Arzt und sagt: »Doktor, ich fühle mich überhaupt nicht gut.« Und er antwortet: »Nun, Sie kommen in die Wechseljahre.« Dann geht sie später wieder hin und sagt: »Oh Doktor, ich fühle mich nicht gut.« Und er sagt: »Ach Gott, das glaube ich nicht, in Ihrem Alter.«

Sie wissen also, daß die armen Frauen nicht gewinnen können. Sie sind fürs ganze Leben verdammt.

Jetzt sehen wir uns den dreifachen Erwärmer an. Ich möchte Ihnen einen einfachen Vergleich schildern. Sie sind wirklich wunderbare Leute, ich habe den Tag heute wirklich genossen! Schade, daß ich morgen nach Maryland fahren muß; doch ich sollte es morgen genießen, in Maryland zu sein; auch dort gibt es einige wunderbare Leute!

Also, Sie sitzen jetzt in diesem Raum und hören dem zu, was ich versuche, Ihnen mitzuteilen. Stellen wir uns vor, daß die Temperatur im Raum plötzlich auf den Gefrierpunkt fällt. Geistig, körperlich und seelisch sind Sie völlig in Ordnung. Es geht Ihnen gut; Sie sind gesunde Menschen. Ich habe noch nie solch einen Haufen gesunder Leute gesehen! Passen Sie auf, ich lüge! Doch ich habe noch nie solch einen Haufen gesunder Leute gesehen! Also plötzlich kühlt der Raum bis zum Gefrierpunkt ab. Alles war in Ordnung; und dann, um Gottes Willen, wird's schrecklich; und dann hören Sie nicht zu. Ich meine, Sie können kein Wort hören, das ich sage. Sie sind plötzlich so mit sich selbst beschäftigt. Dennoch sind Ihre Organe, Ihr Geist und Ihre Seele völlig in Ordnung. Doch weil die Temperatur, bei der Sie funktionieren, sinkt, funktionieren Sie nicht mehr. Sie können nichts hören; es interessiert Sie nicht; Sie schreiben nicht; alles, womit Sie beschäftigt sind, ist: »Mein Gott, mir ist verdammt kalt! Laßt uns hier rausgehen! Laßt uns einen Mantel anziehen oder laßt uns etwas tun.« Andererseits könnten wir es umgekehrt machen und die Temperatur im Raum auf ungefähr dreißig Grad bringen und Sie denken: »Gott, puh . . .!« Wieder würden Sie nicht zuhören, wären nicht in der Lage, etwas zu hören. Also, tatsächlich funktionieren Sie nur dann wirkungsvoll, wenn Sie in der richtigen Außentemperatur arbeiten. Stimmt das nicht?

Jedes der zwölf Organe und zwölf Beamten in Ihrem Körper kann nur dann fehlerfrei funktionieren, wenn es die richtige Temperatur hat. Und der Dreifache Erwärmer regelt die Temperatur, in der jedes Organ arbeitet. Wir wollen uns mal anschauen, was wir daraus lernen können.

Stellen Sie sich vor, daß die Chinesen ihn den Dreifachen Erwärmer nennen, weil der Körper in drei *Chou* aufgeteilt ist. Drei *Chou* bedeutet drei Teile. Es gibt den oberen *Chou*, den oberen Erwärmer; den mittleren *Chou* und den unteren *Chou*.

Denken Sie an die nicht nur hundert, sondern hunderttausend Krankheiten, die als Folge von Fehlfunktionen des dreifachen Erwärmers entstehen. Und hier handelt es sich um eine Funktion, die in der orthodoxen Medizin nicht einmal gelehrt wird.

In dem oberen *Chou* liegen das Herz und die Lungen und Kreislauf-Sexualität. Zwei Feuer-Organe und ein Metall-Organ. Angenommen, dies obere *Chou* wird plötzlich sehr kalt. Dann ziehen sich diese drei Organe zusammen, so daß Sie nicht atmen können. Und Sie sagen: »Das ist Asthma« (oder ein ähnlich dummer Name). Keinesfalls ist es so etwas! Und die Leute sagen: »Oh mein Herz«, weil Sie es zusammenpressen, um die Wärme zu halten. Und andere Leute klagen plötzlich: »Verdammt, meine Füße sind kalt,« oder: »Ich kann keine Erektion bekommen.«

Jetzt beginnen auch die geistigen Symptome, unausgewogen zu werden. Sie fangen an, Mangel an Freude, Mangel an Feuer, Mangel an Liebe zu zeigen. Sie drücken den Kummer aus, der dem Metall zugeordnet ist, dazu kommt der körperliche Teil, daß Sie kaum atmen können, und Sie haben schreckliche Schmerzen in der Brust. Doch alles was Sie tun müssen, ist, die Wärme wieder in den oberen Bereich zu bringen, und beide Organe sowie die eine Funktion werden völlig normal. Wir verstellen nur den Thermostat.

Denken Sie an all die Nieren-, Blasen-, Harn- und Regelbeschwerden, Ausbleiben der Regel, unregelmäßige Regel, schmerzhafte Regel, häufiges Wasserlassen, die Unfähigkeit überhaupt zu urinieren, Unterleibskrämpfe. Wird der untere *Chou* kalt und friert, zeigen sich all diese Krankheitszeichen. Ihre Sexualität kann völlig ausgeschaltet sein, Ihr Darm verstopft. Der ganze Teil ist so unterkühlt, daß Sie Schmerzen beim Wasserlassen haben; oder sie können nicht einmal Wasser lassen. Die Perioden werden völlig unregelmäßig; eine Frau kann auf keinen Fall ein Kind empfangen. Wie viele Frauen beten um ein Kind, und der einzige Grund für Ihre Unfruchtbarkeit liegt darin, daß der untere *Chou* kalt ist. Kein Sperma wird dort hinauf wandern; das ist kein Platz, ein Kind zu zeugen – in einer Eiskammer. Daher wandert es hinaus. Es muß es warm und behaglich haben.

Doch Sie erleben, wie Ärzte Beschwerden an der Niere, an der Blase, an der Scheide, am Darmausgang behandeln alle möglichen Leiden dieser Art. Doch diesen Organen fehlt überhaupt nichts; steigert man die Temperatur dort unten, verschwindet jedes einzelne dieser Krankheitszeichen für immer.

Das macht mir Angst! Wieviele Leute werden wegen organischer Störungen, geistiger Störungen, seelischer Störungen behandelt, obwohl die Organe völlig in Ordnung sind. Einfach, weil der Dreifache Erwärmer nicht richtig arbeitet, dessen Aufgabe es ist, jedes Organ mit der Temperatur zu versorgen, die es in ungetrübter Harmonie und Ausgewogenheit hält.

Weil wir keine Ahnung von dem Dreifachen Erwärmer haben, wie ungeheuer dumm sind wir da manchmal. Wir halten es einfach für selbstverständlich, daß der Körper die ganze Zeit die gleiche Temperatur hat. Was für eine wunderbare Aufgabe erfüllt diese Funktion! Selbst, wenn wir in die Kälte hinausgehen, hat der Körper nach einiger Zeit noch seine Temperatur, anstatt die Kälte, die draußen ist, anzunehmen. Die Hautoberfläche wird vielleicht etwas kalt, doch im Innern halten wir die Temperatur.

Sie gehen in die Sauna, wo die Hitze, bei Gott, unverzeihlich ist! Dennoch braten Sie im Innern nicht; im Innern bleibt Ihr Körper unverändert. Und diese ganze Anpassung ist das Werk des Beamten Dreifacher Erwärmer, er hält Ihren Körper und Ihren Geist und Ihre Seele bei gleichmäßiger Temperatur, so daß sie normal arbeiten können. Die Lehre, die wir daraus ziehen, ist, diesen Beamten zu achten und ihn nicht zu mißbrauchen. Der bloße Gedanke, in eine Sauna zu gehen und dann in ein eiskaltes Wasserbecken zu tauchen, das ist schon ein Mißbrauch dieses Beamten, denn Sie sagen damit: »Jetzt mache ich dir Dampf. Arbeite jetzt wie der Teufel, um mich kalt zu halten.« Also tut er das, und Sie sagen: »Und jetzt volle Fahrt in entgegengesetzter Richtung; ich gehe jetzt ins eiskalte Wasser, jetzt halte du mich warm.« Verrückt! Baden Sie nicht heiß, baden Sie nicht kalt. Wenn Sie versuchen, genau mit Körpertemperatur zu baden, dann zollen Sie diesem Beamten all die Achtung, die ihm zusteht, und erleichtern seine Arbeit millionenfach. Seine Arbeit, alle Teile des Körpers bei gleichmäßiger Temperatur zu halten, ist schwer genug. Wirklich sehr, sehr, schwierig.

Nun zur Selbstdiagnose. Ich glaube nicht daran; doch eine Art, auf die Sie den Zustand des Dreifachen Erwärmers körperlich feststellen können, ist durch einfache Berührung. Legen Sie einfach Ihre Hand auf den oberen *Chou* – Sie müssen sich dafür ausziehen – tun Sie es nicht jetzt, sonst wird gesagt, wir hätten eine Orgie; und ich habe nur einen guten Anzug – legen Sie Ihre Hand auf Ihren oberen *Chou*, ganz sanft. Dann legen Sie sie auf Ihren mittleren *Chou* – legen Sie einfach den untersten, kleinen Finger auf die Höhe des Bauchnabels; das ist Ihr mittlerer *Chou*. Dann legen Sie Ihre Hand auf Ihren unteren *Chou*. Arbeitet Ihr Dreifacher Erwärmer gut, dann sollten sie gleich warm sein. Stellen Sie fest, daß ein Gebiet viel wärmer oder viel kälter ist als ein anderes, dann wissen Sie, daß Ihr Dreifacher Erwärmer nicht richtig arbeitet.

Doch machen Sie sich keine Sorgen um ihn – das ist

so eine Situation wie mit dem Ei und der Henne, die immer wieder bei der Traditionellen Chinesischen Medizin entsteht. Wenn Sie eine größere Störung am Herzen und an der Lunge haben — sagen wir, beide arbeiten übermäßig — dann würden diese beiden Organe die Temperatur des Dreifachen Erwärmers senken. Wenn daher Ihr Dreifacher Erwärmer nicht im Gleichgewicht sein sollte, ist das vielleicht nicht die Ursache; es könnte die Folge sein. Die Symptome wären die gleichen.

Andererseits, wenn der Dreifache Erwärmer versagt hätte, wäre Ihr oberes *Chou* kalt. Dieselben Symptome des Dreifachen Erwärmers bildeten dann die Ursache; und das Herz und die Lunge wären die Folgeerscheinungen.

Daher können Sie nicht einfach fühlen und sagen: »Oh, mein Herz!« Es könnte Ihr Dreifacher Erwärmer sein. Sie können nicht fühlen und sagen: »Gott im Himmel, hier stimmt was nicht; es muß meine Lunge oder mein Herz sein.« Es könnte Kreislauf-Sexualität sein. Aber es ist wertvoll für Sie, wenn Sie in der Lage sind, die Temperaturen der drei *Chous* durch einen Vergleich zu überprüfen.

Ich habe immer das Gefühl, daß man am Ende eines jeden Seminars mit einer Anleitung zum Selber-Machen nach Hause gehen sollte obwohl wir noch nicht fertig sind. Ich mache erst Schluß, wenn Sie beginnen, zur Tür zu gehen. Mein Flugzeug geht erst um sieben Uhr morgen früh, und ich fühle mich großartig!

Schauen Sie nochmal auf den Kreis der chinesischen Uhr und sehen Sie sich den Kreis der fünf Elemente an. Die Energie wandert ständig rundherum. Viele Leute sagen daher: »Ich versuche, in meine Mitte zu kommen; Ich versuche, meine Ecken abzuschleifen.« Das Zentrum ist wie die Nabe eines Rades. Jeder Punkt hat den gleichen Abstand vom Zentrum. Wenn Sie nicht über vollkommene Ausgewogenheit und Harmonie verfügen, werden Körper, Geist und Seele ohne vollkommene Harmonie durchs Leben gehen.

Wenn die Nabe nicht im Zentrum liegt – und im Zirkus haben Sie Clowns auf Fahrrädern fahren gesehen, deren Nabe nicht im Mittelpunkt liegt, und die Räder gehen ständig hoch und runter – so geht es Ihrer Energie. Hoch und runter. Das Zentrum Ihrer Energie liegt am Bauchnabel, wenn Sie daher heute abend nach Hause kommen... ich schlage vor, daß Sie warten, bis Sie heute abend zu Hause sind... nein, warum nicht? Vielleicht haben Sie Spaß daran, es hier zu machen, wenn wir fertig sind! Gehen Sie einfach zu jemandem und sagen: »He, darf ich das Zentrum Ihrer Energie testen?« Alles was Sie tun müssen, ist folgendes: Sie legen Ihre drei Finger und den Daumen zusammen, und lassen eine kleine Lücke in der Mitte. Legen Sie sie genau über den Bauchnabel. Drücken Sie, und Sie können ein Pochen fühlen. Dieses Pochen sollte so sein, daß Sie es genau gleichmäßig an jedem der drei Finger und dem Daumen fühlen können.

Wahrscheinlich wird es so sein, daß Sie es im Norden, im Osten, im Süden oder im Westen besonders stark spüren. Es hat keinen Zweck, wenn Sie versuchen, Gleichgewicht und Harmonie in dem ganzen Gefüge herzustellen, wenn der Mittelpunkt nicht in der Mitte ist. Sie können Ihren Mittelpunkt wieder in die Mitte bringen, indem Sie ihn sehr vorsichtig in Richtung auf den Bauchnabel zurück massieren. Das für sich genommen ist eine klassische Behandlungsweise. So zentrieren Sie Ihre eigene Energie. Die Natur kann helfen auszugleichen; aber die Natur kann nichts ins Gleichgewicht bringen, wenn der Mittelpunkt Ihrer Energie verschoben ist. Wie kann die Natur Ausgewogenheit herstellen, wenn Sie die Nabe nicht in der Mitte haben?

Sie sehen, eins der Dinge, die mir an der Traditionellen Chinesischen Medizin gefallen – und wahrscheinlich ist es das, was mich zum zweiten Mal, oder in meinem zweiten Leben zu ihr geführt hat – ist, daß sie viel Spaß macht. Es ist ein Medizin-System, das Ihnen unmittelbaren Kontakt zu einem menschlichen Wesen bringt, aus einwandfrei anerkannten Gründen.

Wir haben schon über die chinesischen Pulse gesprochen, die die zehn Organe und zwei Funktionen Ihres Körpers darstellen. Sechs dieser Organe sind an Ihrer linken Hand vertreten: das Herz, der Dünndarm, die Leber und Gallenblase, die Blase und die Nieren. Rechts befinden sich die Lunge und der Dickdarm, Magen und Milz, Dreifacher Erwärmer und Kreislauf-Sexualität. Indem wir diese zwölf Pulse untersuchen, können wir genau wissen, wie jede Funktion in Ihrem Körper arbeitet.

Wie Ich schon sagte, es dauert ein ganzes Leben, Pulse ertasten zu lernen. Vielleicht haben Sie von vielen alten Chinesen gehört, die in der Lage waren, die Pulse gemäß der klassischen Lehre zu ertasten. Durch das bloße Ertasten der Pulse können sie nicht nur mehr über Sie erzählen als Sie selbst ihnen sagen könnten, sondern sie können aus den chinesischen Pulsen auch ablesen, was war, was ist und was sein wird. Das ist kein Wahrsagen, kein Blick in die Zukunft; es ist ein genaues Ablesen des Zustands von jedem der Organe und Funktionen.

Die zwölf Pulse untersuchen zu können, ist sehr schwierig. Man braucht mehrere Jahre, bis man sie einigermaßen ertasten kann. Wenn ich Ihnen dann sage, daß jeder Puls achtundzwanzig verschiedene Eigenschaften hat, heißt das, jeden der zwölf Pulse achtundzwanzig Mal zu ertasten. Darum braucht man ein ganzes Leben dafür!

Wenn Sie diese achtundzwanzig Eigenschaften unterscheiden *können*, dann brauchen Sie überhaupt nichts weiter. Sie brauchen sich um die Farbe, den Klang, den Geruch, die Gefühle nicht mehr zu kümmern; sie brauchen nicht einmal eine Fallgeschichte. Sie können unmittelbar die Ursache feststellen.

Ich habe dieses Medizin-System seit mehr als dreißig Jahren studiert – und bin immer noch zum großen Teil Student – und ich bin gerade bei sechsundzwanzig Eigenschaften angelangt. Ich schätze, daß ich vielleicht in weiteren zehn Jahren alle achtundzwanzig schaffe; das nur, um Ihnen die Vielschichtigkeit des Ganzen zu zeigen. Doch ist das nicht spannend, zu wissen, was Ihr eigener Körper Ihnen sagen möchte, wenn Sie sich die Mühe machen und versuchen, zu hören, zu schauen, zu fühlen und zu riechen? Der Körper erzählt uns, was er braucht. Wir denken nicht darüber nach, was wir wollen, sondern finden heraus, was der Körper braucht.

Und noch etwas, was mir an diesem System gefällt: Diese junge Frau hier unten... Ich habe sie angeschaut, seit sie kam! Unter normalen Umständen, nehme ich an, würde ich am Ende des Tages zu ihr hingehen und sagen: »Kommen Sie oft hierher?« und sie würde sagen: »Oh, nein; und ich komme auch nicht noch einmal!« All sowas! Doch was ich jetzt tun kann, ich kann zu ihr hinuntergehen und sagen: »Entschuldigen Sie, meine Liebe, darf ich mal Ihre Pulse fühlen?« Sehen Sie, das gibt mir innerhalb von zehn Sekunden einen körperlichen Kontakt. Wenn Sie ein Medizin-System kennen, das Ihnen eine bessere Startmöglichkeit bietet...! Ich habe Ihre Hand, und es ist ganz legal. Das ist wunderschön!

Und ich kann natürlich zu ihr sagen: »Du meine Güte! Ihre Gallenblase fühlt sich nicht sehr gut an!« Nein, sie ist makellos, wirklich! Ich sage nie jemandem, was mit ihm nicht in Ordnung ist. Sie sind wunderbar, tadellos!

Aber wenn Sie mich ungefähr um ein Uhr morgens ihre Wohnung verlassen sehen, möchte ich nicht, das Sie sich irgendetwas denken! Ich meine, ich habe nur Ihre Gallenblase während der Hochleistungszeit wieder ins Gleichgewicht gebracht. Das allein ist für manche ein Grund, daß sie dieses Medizin-System studieren wollen.

Alles wird legal!

Doch ich bin *sehr ehrlich* zu Ihnen. Wenn ich über dieses Medizin-System rede, sage ich die Wahrheit; ich lüge nur, wenn ich Witze mache!

Wir sprechen von der Lebensenergie *Ch?i* und vom Fühlen der Energie und von der Verbindung zwischen der kosmischen Energie und uns und von der Energie, die von einem Menschen zum anderen übertragen wird. Sie können in einem Raum sein und mit ihren Freunden sprechen und jemand kommt zur Tür herein, vielleicht jemand, den Sie nicht besonders mögen. Sie sagen: »O Gott, wäre er nur nicht gekommen.« Die ganze Atmosphäre verändert sich; nur durch die Anwesenheit dieses Menschen.

Oder Sie können in einer Situation sein, wo der gesamte Raum lebendig wird durch jemanden, der hereinkommt. »Hurra! Er ist gekommen!« Das zeigt Ihnen, wie sich Ihre eigene Körperenergie offenbart und wie sie auf jeden Menschen wirkt, mit dem Sie zu tun haben. Es ist ungeheuer.

Betrachten Sie ein kleines Baby: wie bewußt es diese Energie wahrnimmt. Ein Baby kann hier drüben sein und die Mutter kann leise zur Tür hereinkommen. Das Baby braucht seinen Kopf nicht zu drehen. Es weiß, daß seine Mutter da ist. Es nimmt sofort die Schwingungen auf.

Warten Sie, bis einer Ihrer Freunde gerade ein kleines Kind bekommen hat. Angenommen, Sie mögen Babies nicht besonders, und Sie gehen hin, nehmen es auf den Arm und sagen: »Ach ist es nicht niedlich?« Das Baby wird sich den Kopf aus dem Hals schreien, als wollte es sagen: »Spiel deine dummen Spiele nicht mit mir!« Beobachten Sie das mal. Wenn Sie das Baby wirklich lieben, und selbst wenn es tüchtig schreit, und Sie lieben es wirklich und nehmen es hoch, wird das Kind es in der nächsten Minute wissen und aufhören zu schreien. So einfühlsam waren wir alle, als wir geboren wurden.

Warum werfen wir diese Gaben fort? Besonders wenn

der Körper uns so viel zu sagen versucht. Vergegenwärtigen Sie sich, was ich Ihnen vorher über das Sehen sagte. Viele von uns meinen vielleicht: »Nein, mir gefällt die Welt nicht, wie sie ist. Mir gefällt dies nicht , mir gefällt das nicht.« Ich würde sagen, das ist eine Beurteilung der Welt durch eine beschränkte Sicht. Wenn Sie eine natürliche Ausdehnung zulassen, werden Sie vom Leben überwältigt sein, es ist einfach so fesselnd. Und wenn Sie durchs Leben gehen, ohne das zu erleben, dann weiß ich nicht, warum Sie weitermachen. Das ist bloß eine völlige Zeitverschwendung.

Zeit für die Teepause. Ich habe keine chinesische Uhr, doch das plötzliche Keuchen und die Farbveränderung diese Herrn dort unten zeigen, daß er nicht durchhält, wenn er nicht bald eine von diesen Zigaretten erhält. Und ich habe soviel Liebe für ihn, daß er gehen und eine Zigarette rauchen kann; und das gibt uns allen einen Vorwand, mir auch.

Nach der Teepause

Was ich jetzt gerne machen möchte, ist ein oder zwei Dinge kurz behandeln, die sehr sehr wichtig sind — etwas, das wir vielleicht bisher für selbstverständlich gehalten haben — dabei können wir wieder sehen, wie wir, weil wir unseren eigenen Körper und Geist und unsere eigene Seele nicht verstehen, vieles von dem, was uns die Natur und Gott gegeben haben, überhaupt nicht begreifen. Wir verursachen eine ungeheure Menge von Krankheiten *selbst*.

Wir können sehen, wie unser Körper uns oft eine organische Störung auf eine Menge verschieder Arten mitteilt. Auf der Tafel mit den fünf Elementen haben Sie die fünf Grundfarben gesehen — rot, gelb,weiß, blau und grün. Wenn bei Ihnen eine schwere organische Störung auftritt, dann lieben und ersehnen Sie nicht nur eine bestimmte Jahreszeit oder hassen sie, sondern Sie lieben und begehren auch eine bestimmte Farbe, oder Sie verabscheuen diese Farbe; Sie können sie zum Beispiel auf keinen Fall tragen.

Viele von Ihnen, die ein klein wenig älter als einundzwanzig sind, kennen das: Sie können auf Ihr Leben zurückblicken und Sie sehen Zeiten, in denen Sie gerne rot getragen haben; jetzt können Sie es nicht leiden. Sie liebten es, in Grün zu gehen, jetzt ist es Ihnen zuwider; einst haben Sie Blau verabscheut, jetzt lieben Sie es. Doch wenn Sie in Körper, Geist und Seele einigermaßen ausgeglichen sind, hat jede Farbe ihre Gaben für Sie. Jede Farbe hat eine eigene Wirkung auf Ihren Geist und Ihren Körper, und Sie können alle Farben zu verschiedenen Zeiten schätzen, wie Sie alle Jahreszeiten schätzen können. Die Vorliebe oder Abneigung und mehr noch das Verlangen oder die Abscheu, die Sie für eine bestimmte Farbe hegen, sind sehr oft der Ausdruck in Ihrem Körper oder Geist oder Ihrer Seele von einem Element, das nicht im Gleichgewicht ist.

Wir nehmen Farben als etwas selbstverständliches hin. Wir bemerken nicht, daß es Strahlen und Ausstrahlungen gibt, die von Farben stammen, und die Ihre Lebensenergie *Ch'i* beeinflussen.

Wenn Sie das nachprüfen wollen, dann schlage ich vor, daß Sie in einen Raum gehen und den Thermostat auf, sagen wir 20 Grad, stellen und sich ausziehen. Das ist toll von mir, das vorzuschlagen, nicht wahr? Verzeihen Sie, aber ich glaube wirklich, daß der menschlich Körper eine wunderschöne Sache ist! Und wenn Sie in dem Raum stehen und er hat einen blauen Teppich und blaue Wände, dann fangen Sie an zu zittern, obwohl die Temperatur im Raum 20 Grad beträgt, und Sie bekommen eine Gänsehaut. Doch bei genau denselben 20 Grad würden Sie schwitzen, wenn Sie in einen Raum mit roten Wänden gingen und auf einem roten Teppich ständen. Das liefert Ihnen Ihren eigenen sicheren Beweis für die Wirkung von Farben auf Ihr eigenes Wohlergehen.

Sehen Sie, wie verrückt wir sind, weil wir das nicht anerkennen und nicht beachten? Was wir tun, wenn wir, um es einfach zu machen, eine schwere Störung im Element Metall haben – das wären die Lunge oder der Dickdarm – wir müssen dann gelb nehmen, um das Element zu unterstützen. Mutter und Sohn; das Kind ist krank, deshalb verstärken Sie die Energie der Mutter. Ich möchte wissen, wieviele Leute, wenn sie ins Bett gehen, in weißem Bettzeug schlafen? Ich möchte behaupten, daß 85% bis 90% der Bevölkerung das tun. Dadurch können Sie von der lebendigen Ausstrahlung betroffen werden, die genau von der Farbe stammt, die Ihr Ungleichgewicht vergrößert. Kein Wunder, daß Sie nicht schlafen können. Kein Wunder, daß es Ihnen schlechter geht, wenn Sie im Bett liegen. Farben beeinflussen Ihr Leben wirklich. Sie haben Einfluß auf Ihre Lebensenergie *Ch'i*.

Denken Sie an die Kleidungsstücke, die Sie auf der Haut tragen, die in direktem Kontakt mit Ihrer Energie sind. Die meisten Leute tragen weiße Unterwäsche. Das kann völlig verrückt sein!

Wenn Sie feststellen sollten, daß Ihnen nachts sehr, sehr kalt ist, und Sie dann in rotem Bettzeug schlafen, wette ich, Sie würden schwitzen. Und *vice versa*. Wenn Ihnen in farbigem oder weißem Bettzeug sehr, sehr warm ist, und Sie dann zu blauem Bettzeug übergehen, ist die Wirkung dieser Farbe so kräftig, sie beeinflußt jede Minute der Nacht... und den folgenden Tag.

Ich möchte wissen, wie viele von uns sich Farben aussetzen, die es unserem Körper sehr schwer machen, Krankheiten auf natürliche Weise zu überwinden. Wenn Sie die Farbe ändern, hilft das dem Körper, die Krankheit zu überwinden. Eine Sache, die Sie nicht vergessen dürfen – und das ist sehr erniedrigend, doch es ist eine Wohltat, das sagen zu können – es gibt keinen einzigen Menschen auf dieser Erde, der irgendetwas heilen kann. Das ist eine sehr starke Behauptung, aber wahr. Ich wiederhole, es gibt auf dieser Erde keinen einzigen Menschen, weder Mann noch Frau, der einen Husten, eine Schramme oder sonst irgendetwas heilen kann. Das einzige, was wir tun können, ist, der Natur bei dem zu helfen, was nur die Natur tun kann. Wir benutzen unsere Fähigkeiten und Erfahrungen um der Natur zu helfen; es ist nicht der Mensch, der die Krankheiten heilt. Die Natur heilt die Krankheiten.

In meinem Land gab es vor einigen Jahren, und gibt es noch, eine besondere Behandlungsart, die einfach mit Farben behandelt. Jeder, der Farbtherapie gründlich gelernt hat – es ist nicht ganz einfach – kann sehen, daß bestimmte Farbausstrahlungen den Patienten dazu befähigen, die Krankheit zu überwinden. Das ist die

Kraft der Farben. Wir können jetzt eine Menge dafür tun, herauszufinden, welche Farben uns angenehm sind.

Wenn Sie immer noch nicht glauben, daß Farben Sie beeinflussen, gebe ich Ihnen ein besseres Beispiel. In Amerika kann ich das vorschlagen, in England nicht. Wenn Sie in England zu einem Tanzabend gehen und Sie freuen sich auf Jubel, Trubel, Heiterkeit, dann geht jeder in einem schwarzen Abendanzug, wissen Sie, mit weißem Hemd und schwarzem Schlips. Doch hier sieht man sie in Gelb gehen, in Rot, lauter prächtige Farben. Die Männer laufen wie Pfaue herum; sie sehen wunderbar aus! Zu Hause, da ist alles Schwarz! Sie dürfen ruhig anders sein als die andern, solange Sie Schwarz tragen!

Also, Sie gehen aus, um eine Nacht lang zu tanzen; ihr Frauen zieht ein rotes Kleid an und ihr Männer eure roten Jacken. Um acht Uhr fangen Sie an zu tanzen. Ich wette, daß Sie etwa um halb zwölf sagen: »Komm, ich glaube, wir gehen jetzt lieber; mein Gott, bin ich ausgelutscht!« (oder vielleicht benutzen Sie ein höflicheres Wort... wie zum Beispiel: »Ich bin fertig«, oder was auch immer).

Doch wenn Sie einen schwarzen Anzug anziehen und ein schwarzes Abendkleid, dann tanzen Sie weiter bis drei Uhr morgens! Die Farbe bewirkt einen solchen Unterschied auf Ihre Lebensenergie. Probieren Sie es, und wenn Sie wissen, daß es so ist, dann werden Sie den Farben, die Sie tragen, mehr Achtung zollen. Und wenn Sie herausfinden, daß Sie sich in einer bestimmten Farbe wohler fühlen, dann o.k.; bleiben Sie eine Weile dabei.

Doch es ist nicht ganz so einfach; denn wenn Sie gerade anfangen, Ihr Gleichgewicht zu verlieren, dann verlangt es Sie nach einer bestimmten Farbe. Weil die Natur Ihnen instinktiv sagt: »He, zieh Grün an.« Und Sie sagen: »Gott, ich konnte Grün nicht leiden. Jetzt gefällt es mir.« Was Sie versuchen, indem Sie diese Farbe Grün benutzen, ist, Ihre Leber und Gallenblase bei einer Störung zu unterstützen. Bei einer Überfunktion des Herzens können Sie auf keinen Fall Rot tragen; und Sie dürfen auch kein Rot tragen, denn es würde die Überfunktion verstärken. Deshalb tragen Sie Gelb oder Blau, denn Blau kontrolliert das Feuer.

Weiter, Sie verbringen die meiste Zeit im Bett. Sie sollten das nicht tun, denn zuviel davon ist totale Zeitverschwendung. Es macht viel mehr Spaß kopfüber vorwärts los – obwohl man auch im Bett ein bißchen Freude haben kann, wie ich gehört habe; doch das gehört nicht zum Thema! Sie verbringen viel Zeit zwischen den Laken, und es ist wichtig für Sie, daß Sie das ausprobieren und versuchen, in verschieden gefärbtem Bettzeug zu schlafen. Ich wette, daß Sie einen Unterschied bemerken. Probieren Sie es, ehrlich, die Investition lohnt sich. Sie brauchen nicht jeder fünfmal Bettzeug zu kaufen. Wenn Sie zehn Freunde haben, kaufen Sie gemeinsam fünfmal Bettzeug und Sie alle können es ausprobieren. Nicht gleichzeitig... jeder für sich! Sie werden einen enormen Unterschied spüren. An einem Morgen werden Sie aufwachen und sagen: »He, bei Gott, seit einer Ewigkeit bin ich nicht mehr so aufgewacht. Ich fühle mich ausgeruht. Ich fühle mich so voll Kraft.« Das ist die Wirkung der Farbe.

Noch etwas anderes, da Sie eine Menge Zeit zuhause verbringen... es ist sehr wichtig, daß Sie das Innere Ihres Heims so einrichten, daß die Ausstrahlung und Wirkung der Farbe es zu einem einladenden, lebensspendenden Ort machen. Manche Leute gehen nach Hause und brechen plötzlich zusammen. Zusammenbrechen im eigenen Zuhause? Wenn Sie die falschen Farben in Ihrem Heim haben, fällt Ihnen die Decke auf den Kopf. Wenn Sie die richtigen Farben in Ihrem Heim haben, dann schlägt Ihre Energie plötzlich, im Handumdrehen, wieder haushohe Wellen. Das ist die Wirkung der Farben. Sie ist ungeheuer.

Natürlich wissen Sie vermutlich nicht, welche Farben für Sie günstig und welche ungünstig sind, weil am Anfang, wenn eine Störung schlimmer wird – wir sprachen darüber, daß Grün der Leber und der Gallenblase hilft – die Farbe die Krankheit verschlimmern könnte. Daher kann Sie Ihnen das eine Mal helfen und das andere Mal dazu beitragen, Sie buchstäblich umzubringen, oder daß Ihre Krankheit sich verschlimmert. Deswegen müssen Sie die Farben ausprobieren, um herauszufinden, mit welchen Sie sich wohler fühlen. Während Weiß mir vielleicht guttut, könnte es Oscar hier umbringen; Rot könnte Oscar sehr guttun und mir schaden. Wir sind einmalige Wesen. Wir müssen wissen, welche Farben gut für uns sind, uns ein gutes Gefühl geben.

Die einzige Farbe, die für jeden Menschen eine positive Ausstrahlung hat, ist Aubergine, die Farbe der Aubergine-Frucht, auch Eierpflanze genannt, eine Art Grauviolett. Wenn Sie also unsicher sind, welche Farbe Sie brauchen, dann bringen Sie etwas Aubergine in Ihr Schlafzimmer. Zum Beispiel Aubergine-farbene Vorhänge. Sie brauchen nicht den ganzen Raum in Aubergine auszukleiden. Dann haben Sie ständige, positive Ausstrahlungen, die Ihr gesamtes Wohlbefinden beeinflussen.

Farbe ist wirklich großartig. Tragen Sie also andere Wäsche. Probieren Sie die rote und die blaue und die grüne, die gelbe und die weiße. Finden Sie heraus, ob Sie sich anders fühlen. Tragen Sie andere Hemden, tragen Sie andere Kleider. Bleiben Sie nicht die ganze Zeit in diesen blauen Jeans und was Sie sonst noch so Blaues anhaben. O nein! Ich weiß, sie sind sehr bequem, doch, wenn es sein muß, färben Sie die Jeans rot, oder gelb oder in einer anderen Farbe; aber bleiben Sie nur nicht in blauen Hosen. Sie setzen sich der Ausstrahlung dieser Farbe viel zu stark aus und das verschlingt Ihre Energie. Je länger Sie sie tragen, desto mehr Energie kostet Sie das und desto träger werden Sie. Sie pulsieren weniger und werden unlebendiger, denn Sie können doch nicht ständig Blau ausgesetzt sein. Wechseln Sie daher öfter die Farben, besonders dort, wo sie mit der Haut in Berührung kommen. Ich weiß, daß Sie keine Schlafanzüge tragen – und ich habe gehört, daß einige Amerikaner auch keine Unterhosen tragen – wenn Sie also blaue Jeans tragen, denken Sie daran, was Sie alles mit dieser eiskalten, negativen Energie in Berührung bringen! Es lohnt sich, darüber nachzudenken! Frauen mit Beschwerden in der Scheide, mit Ausfluß, sogar bei unregelmäßiger Regel, müssen Baumwolle tragen. Sie dürfen niemals Nylon oder Kunstfasern tragen; das darf Ihre Haut nicht berühren. Tragen Sie bei allem, was Ihren Körper berührt, natürliche Fasern, und vielleicht stellen Sie fest, daß allein durch die Umstellung auf Schlüpfer aus natürlichem Material viele der Beschwerden, an denen Sie litten, anfangen, von selbst zu verschwinden. Das ist die Macht von Farbe und natürlichem Material.

Diese einfachen Dinge haben eine weitreichende Wirkung. Ich möchte einfach, daß Sie sich der Energie vergegenwärtigen, die aus verschiedenen Quellen verfügbar ist. Diese Quellen müssen wir erkennen und verstehen. Jetzt wird Ihnen klar, warum Sie vor zehn Jahren jenes rote Kleid so geliebt haben, jedoch es auf gar keinen Fall jetzt tragen könnten. Das sagt Ihnen etwas.

Wir hatten zuhause vor einigen Wochen einen besonderen Fall. Ich genoß den Vorzug, eine Gruppe meiner Studenten durch Ihre klinische Ausbildung zu begleiten. Sie hatten gerade zwei Jahre ihrer praktischen Ausbildung beendet. Es gab dort eine Frau, die eine schwere Störung im Feuer-Gleichgewicht hatte, und sie trug ein weißes Unterhemd, einen weißen B.H., einen weißen Schlüpfer und ein weißes Kostüm. Sie hatte auch erwähnt, daß Sie Rot nicht leiden konnte. Da stand Sie nun und war in all dieses Weiß gekleidet, das Ihren Zustand im Grunde ungeheuer verschlechterte. Und sie behandelten diese Frau. Ich denke, sie sind große Meister, diese Studenten; wenn sie in den ersten drei Wochen in der Klinik arbeiten, tun sie Dinge, von denen ich nach dreißig Jahren nur träume!

Sie behandelten diese Frau zweimal, und nach dem zweiten Mal ging Sie nicht einmal nach Hause. Sie ging geradewegs in ein Warenhaus. Nun, wir hatten keineswegs mit ihr über Farben gesprochen. Man darf den Patienten keine Ideen in den Kopf setzen, sonst handeln sie nicht mehr natürlich. Sie zog los und kaufte ein rotes Unterhemd, einen roten B.H., einen roten Schlüpfer und ein rotes Kleid – nachdem wir damit begonnen hatten, Ihr Feuer zu verstärken. Die nächste Woche kam Sie wieder und sagte: »Wissen Sie, letztes Mal, als ich hier wegging, bin ich übergeschnappt. Noch nie in meinem Leben habe ich so etwas Dummes getan. Ich bin losgezogen und habe all diese roten Sachen gekauft, und vorher habe ich nie Rot getragen.« »Aber,« sagte Sie, »die Sachen sind toll, wunderbar. Hätte ich das nur schon eher getan.« Neunzig Prozent Ihrer Beschwerden waren verschwunden. Ist das nicht erstaunlich? Das zeigt uns wieder, wie wir uns unbewußt Farben ihrer Kraft wegen zuwenden und dann wieder davon abgehen. Da haben Sie etwas, womit Sie sich selbst helfen können.

Das letzte Thema, auf das ich Ihre Aufmerksamkeit lenken möchte – etwas, das früher oder später jedem in den Kopf kommt – ist Ernährung.

Wir leben von der Nahrung, die wir von unserer Mutter erhalten und der Luft, die wir von unserem Vater atmen; und dadurch können wir überleben. Und wenn wir einmal die krankhaften Unausgewogenheiten beseitigt haben, ist der einzige Weg, gesund zu bleiben, unserer Mutter und unserem Vater die Achtung zu zollen, die Ihnen zusteht. Denn die Nahrung, die Sie zu sich nehmen, bestimmt Ihre Energie, ebenso wie die Luft, die Sie atmen.

Wie ich Ihnen schon sagte, glaube ich nicht an allgemeine Ernährungsvorschriften, aber ich glaube an Diät. An eine individuell maßgeschneiderte Diät gemäß den

Bedürfnissen einer bestimmten Person. Es gibt keine Volksdiät. Es ist nicht so einfach. Darum sagt der eine, wenn er eine bestimmte Diät einhält: »He, ich fühle mich prima damit«; während ein anderer, wenn er dieselbe Diät einhält, auf die Frage: »Wie wirkt Sie auf dich?« antwortet: »Oh, mein Gott, schrecklich!« Da ist der falsche Treibstoff im falschen Körper. Was für den einen Körper und den einen Geist gut ist, ist nicht für alle anderen gut.

Eine Diät ist sehr, sehr wichtig. Hier spielen die naturheilkundlichen Ärzte eine wichtige Rolle. Sie finden heraus, was jeder Einzelne braucht; dann verordnen sie den Treibstoff für diesen Körper. Sie füllen auch kein Petroleum in Ihr Auto, Sie nehmen Benzin – den richtigen Treibstoff für das richtige Gefährt.

Dabei gerät man in die Klemme. »Was soll Ich essen?« Einige Leute sagen: »Iß eine Menge Reis.« Andere sagen: »Iß überhaupt nicht.« Wieder andere sagen: »Iß viel Obst.« Das alles ist sehr verwirrend.

Wenn Sie daran glauben, wie ich es tue, daß Gott in seiner Weisheit viel mehr weiß als wir Sterblichen, dann erkennen Sie, daß er in seiner Weisheit die Nahrung für die Umgebung, in der wir leben, zur Verfügung stellt. Die ganze Energie und die Umgebung sind eins; und wir sind eins mit dieser Umgebung und dieser Energie. Essen Sie daher die Nahrung aus der Gegend, in der Sie leben, in der Jahreszeit, in der es wächst, und auf die Weise machen Sie es hundert Prozent richtig.

Sicherlich, wenn Sie eine ernsthafte Krankheit haben, mag das allein ungenügend oder ungeeignet sein. Vielleicht müssen Sie zu dieser Grundregel etwas hinzufügen oder sie etwas einschränken. Doch als allgemeine Leitlinie: vertrauen Sie der Natur. Das ist der Grund, warum wir in England keine Apfelsinen anbauen. Das ist der Grund, warum wir Nahrungsmittel anbauen, die mehr Stärke enthalten, und warum in heißen Gegenden Nahrungsmittel angebaut werden, die weniger Stärke enthalten. Sie haben schon gesehen, wie das Element Holz in uns vorhanden ist; und sie sehen, daß das Holz in unserer eigenen Umgebung auch ein Teil von uns ist, eine Verkörperung, ein Träger von Energie. Wieder der Makrokosmos und der Mikrokosmos. Bleiben Sie daher mit der Natur in Einklang und essen Sie die Lebensmittel in der Jahreszeit, in der sie wachsen. Das ist der beste Maßstab für Ihre Gesundheit. Es mag Gelegenheiten geben, bei denen wir wegen einer bestimmten Krankheit Lebensmittel borgen sollten, die für jemand anderen bestimmt sind, um dem Patienten zu helfen, gesund zu werden; doch das ist eine große Ausnahme.

Wenn Sie die ganze Bandbreite davon möchten, nehmen Sie die Massai-Krieger, die eine äußerst starke, sehr kraftvolle, sehr männliche Rasse sind. Ihr Grundnahrungsmittel bestand vor vielen Jahren aus rotem Ochsenblut. Dann gibt es die Eskimos. Sie sind auch ein sehr zähes und sehr starkes, erstaunliches Volk. Sie leben hauptsächlich von Walfischspeck und Fett. Vertauschen Sie diese beiden Ernährungsweisen und Sie würden beide Rassen ausrotten. Das sind die Extreme. Wir liegen irgendwo dazwischen.

Fliegen Sie in ein fremdes Land. Sie fangen sofort an, die dortige Nahrung zu essen. Ihr Körper weiß nicht, was zum Teufel er damit anfangen soll. Es ist nicht Ihre Nahrung. Es ist nicht Ihre Umgebung. Also werden Sie vielleicht krank. Denken Sie daran.

Der nächste wichtige Aspekt zur Nahrung ist folgender: Wenn Sie Traditionelle Chinesische Medizin studieren, erkennen Sie, daß es nicht wirklich darauf ankommt, was Sie essen, sondern darauf, was mit dem, was Sie essen, geschieht.

Der Dünndarm ist in der Traditionellen Chinesischen Medizin der Beamte, der das Reine vom Unreinen trennt. Jedes Ding auf Erden, das durch unseren Mund geht, enthält etwas Reines und etwas Unreines. Es ist die Aufgabe des Beamten, das herauszufiltern, was der Körper braucht, und das wegzuschaffen, was der Körper nicht benötigt, indem er es dem Dickdarm zur Ausscheidung zuführt.

Deshalb spielt es in Wirklichkeit keine Rolle, *was* Sie essen. Sie kennen bestimmt Leute, die von »junk food«, von Industrie-Nahrung leben – sie essen Hamburger und MacDonald's Fritten und trinken Cola und all dieses Zeug – und sind so gesund wie man nur sein kann. Und Sie werden andere kennen, die sich an eine sehr nüchterne, strikte Diät halten, kaufen Gesundkost und Pfefferminztee und all den anderen Mist, und sie schaffen es kaum zum Bioladen, so erschöpft sind sie. Die ersteren sind mit perfekt arbeitenden Organen zur Scheidung des Reinen vom Unreinen gesegnet, so daß sie aus allem, egal was gegessen wird, noch den wesentlichen Gehalt herausziehen können, der den Körper am Laufen hält. Die anderen essen zwar Gesundkost, aber wenn ihr Dünndarm-Beamter krank ist, dann können sie das Bekömmliche nicht vom Unbekömmlichen trennen, so daß sie mit dem Bekömmlichen der Nahrung auch den Abfall aufnehmen.

Also, wichtiger als die Nahrung selbst ist das, was mit dem Essen geschieht, wenn wir es aufnehmen. Ihr Dünndarm ist tatsächlich die erste Voraussetzung für einen gesunden Körper-Geist; die Nahrung kommt erst an zweiter Stelle. Wir haben gewöhnlich geglaubt, daß die Nahrung an erster Stelle steht. Das tut sie nicht. Was mit dem Essen geschieht kommt als erstes.

In meiner Jugend liefen manche Kinder ohne Schuhe, ohne Strümpfe herum, mit Löchern in den Hosen, rannten über den Kohlenplatz, lutschten zuweilen an der Kohle – und sie wuchsen gewöhnlich so gesund auf wie man nur sein kann. Andere Kinder dagegen, deren Mütter sie beschützten und sie warm einwickelten und ihnen von allem das Beste gaben, die fingen sich alles Erdenkliche, was so umging. Diese zerlumpten Gören hatten offensichtlich verdammt gute Trennungs-Organe

115

– wissen Sie, die konnten sogar der Kohle etwas abgewinnen. Zumindest bekamen sie Minerale, und wir brauchen Minerale und Spurenelemente. Sie konnten etwas Wesentliches daraus verwenden, das für einen andern zu essen gefährlich wäre. Das zeigt Ihnen den ganzen Kern der Frage, inwieweit man Nahrung achten muß. *Es geht darum, was mit der Nahrung geschieht, die sie essen.*

Doch es leuchtet ein, daß selbst mit einem wohlausgewogenen Dünndarm, die Ernährung mit guter Nahrung diesen Beamten weit weniger beansprucht, und auf diese Weise werden Sie noch gesünder. Aber denken Sie daran: überreden Sie nicht mal Ihren besten Freund dazu, Ihrer Ernährung zu folgen.

Und nun, die allerletzte Sache... sieht so aus, als ob hier zwei Sachen stehen. Aha! Eins davon habe ich aufgeschrieben, um mich selbst daran zu erinnern. Als ich ins Hotel ging, sagte der Empfangschef: »Können Sie bitte Ihren Namen aufschreiben?« Und ich antwortete: »Es tut mir leid, aber ich kann nicht schreiben.« Darauf sagte er: »Das macht nichts, ich kann auch nicht lesen!«

Nein, ach hier sind wir... Heilkräuter. Heilkräuter spielen in Amerika eine ungeheuer wichtige Rolle. Das ist etwas, worüber man eine Menge nachdenken sollte. Riesige Anzeigen für Ginseng. »Mehr Männlichkeit!« »Mehr Kraft!« und all so was. »Nehmen Sie Ginseng!« Sie machen Witze!

Ginseng ist ein sehr wertvolles Heilkraut. Immens wertvoll in dem Land, in dem es wächst. Eine Menge Leute sagen: »Ich möchte die Chinesische Kräuter-Medizin studieren.« Warum? Sie sind keine Chinesen. Sie leben nicht in einer chinesischen Kultur. Die Heilkräuter wachsen in der chinesischen Welt, und der Herr in seiner Weisheit hat sie dort wachsen lassen für die Chinesen und für die Japaner und die Koreaner. Hier drüben, sehen Sie, haben wir ein anderes System der Kräuterkunde; die Heilkräuter-Lehre der Indianer ist die richtige für Sie hier in Amerika. Die Umgebung, in der Sie aufwachsen, ist die Umgebung, in der die rechten Kräuter für Sie wachsen. Das gleiche gilt für Südamerika; und für England. Die Chinesen haben eine Art Höhepunkt in der Kräuter-Kunde erreicht. Der Grund, warum sie den Leuten in den Sinn kommt, ist der, daß man, um Traditioneller Chinesischer Heilkraut-Kundiger zu werden, genau das gleiche studieren muß wie ein traditioneller Akupunkteur. Während wir Nadeln benutzen, um die Energie ins Gleichgewicht zu bringen, benutzen sie Heilkräuter. Doch die ganze Diagnose ist genau dieselbe; und außerdem, wenn sie die Kräuter verabreichen, dann geben sie sie im allgemeinen spätestens eine Stunde nachdem sie gepflückt wurden.

Ich kann mich daran erinnern, als ich vor vielen Jahren bei einem sehr berühmten chinesischen Kräuter-Heilkundigen war, einem traditionellen, pflegte er seine Lehrlinge zu verschiedenen Fundstellen in den Bergen oder zu verschiedenen Feldern zu schicken, und sie mußten dort nahezu Stunde um Stunde warten, bis das bestimmte Heilkraut das richtige *Yin/Yang*-Gleichgewicht erreicht hatte. Eine Stunde zu spät, und das Kraut war nutzlos; eine Stunde zu früh, und das Kraut war nutzlos. Es ist wirklich eine sehr kunstfertige Angelegenheit. Es erfordert sehr viel Erfahrung. Selbst nachdem das Heilkraut gepflückt war, mußte es innerhalb einer Stunde oder so zu Pulver vermahlen und dem Patienten verabreicht worden sein. Es ist ein brilliantes, ein sehr brilliantes System.

Die Tragik mit der englischen Heilkräuter-Kunde und mit der indianischen Kräuter-Kunde ist die, daß die Behandler nicht die ausgefeilte Kenntnis besitzen, um eine traditionelle Diagnose zu erstellen, mit der sie ein Heilkraut für ein bestimmtes Element oder einen bestimmten Meridian verabreichen könnten. Stattdessen neigen sie dazu, die Heilkräuter-Kunde als Allheil-Mittel zu benutzen.

Denjenigen unter Ihnen, die versuchen, sich mit Hilfe der Kräuter anderer Nationen wieder neu zu beleben, möchte ich also vorschlagen, die Sache neu zu überdenken. Denken Sie daran, daß die Natur es besser weiß als wir. Achten Sie auf den Ruf der Natur. Wenn Sie Heilkräuter benutzen wollen, die auf jeden Fall fantastisch sind, gehen Sie zu einem guten Heilkräuter-Kundigen und vergewissern Sie sich, daß Sie Kräuter nehmen, die in Ihrem eigenen Land gewachsen sind. Sie haben einige wirksamen Heilkräuter und große Kräuter-Kundige hier in Amerika.

So, da sind wir nun. Ich bin ein wenig voreingenommen, da ich glaube, daß Akupunktur, traditionelle Akupunktur, das wunderbarste Medizin-System in der Welt ist. Doch ich möchte Sie keinesfalls im Zweifel lassen: Ich habe auch das Gefühl, daß orthodoxe westliche Medizin, Chiropraktik, Naturheilkunde, Homöopathie und Osteopathie (Knochen-Heilkunde) genauso gut sind. Allerdings ist wiederum jedes Medizin-System nur so gut wie die Person, die es anwendet. Es gibt viele praktizierende Doktoren im Westen, die im Gefängnis sitzen sollten. Es gibt auch viele praktizierende Chiropraktiker, die im Gefängnis sitzen sollten... und Akupunkteure, und andere.

Wenn wir also das Schlimmste weglassen und nur das Beste nehmen, dann gibt es wirklich keinen Unterschied in der Motivation eines wahren westlichen Mediziners, eines wahren Heilpraktikers und eines wahren Akupunkteurs. Jeder von ihnen ergreift diesen Beruf aus seiner Liebe heraus, kranken Menschen zu helfen, und jedes Medizin-System hat seine guten Seiten.

Es gibt kein Allheilmittel. Die traditionelle Akupunktur ist kein Allheilmittel; die orthodoxe Medizin ist kein

Allheilmittel. Jedes Medizin-System hat etwas anzubieten. Werten Sie also nicht ein System ab, um dafür ein anderes zu preisen. Sie können ein Individuum heruntermachen, das es schlecht anwendet, doch ein guter westlicher Arzt ist genauso wertvoll wie ein guter traditioneller Akupunkteur. Ein guter Osteopath, ein guter Heilpraktiker, ein guter Heilkraut-Kundiger: sie sind alle von gleichem Wert. Bewahren Sie sich einen Sinn für das rechte Maß. Ich höre manchmal von Leuten: »Ich würde nie zu einem verdammten westlichen Arzt gehen.« Dazu gehört nicht viel... bis sie Hals über Kopf in einen Autounfall geraten und sich die Beine brechen; oder sie haben innere Blutungen. Dann danken sie Gott, wenn der westliche Arzt vorbeikommt und ihnen das Leben rettet. Bewahren Sie sich also diesen Sinn für das rechte Maß. Und denken Sie daran, nochmals, daß es nicht in der Verantwortung des Arztes liegt, es liegt in *Ihrer* Verantwortung, Ihren eigenen Körper, Geist und Seele gesund zu erhalten, genauso wie Sie Ihr kleines Autochen pflegen.

Nun, ich weiß, daß einige von Ihnen Fragen stellen möchten. Wie Sie wissen, muß ich leider sehr schnell gehen, wenn ich hier fertig bin, weil eine Patientin auf mich wartet. Es tut mir sehr leid, doch es ist ein Notfall. Ich muß ehrlich sagen, daß Sie eine der nettesten Gruppen sind, zu der ich in meinem ganzen Leben gesprochen habe. Ich schätze sehr, was Sie mir gegeben haben. Ich würde gern noch länger bei Ihnen bleiben, doch so lieb Sie mir auch sind, eine Patientin, die sich in Not befindet, muß vorgehen, und ich muß sie unbedingt in ungefähr dreiviertel Stunden im Hotel treffen. Wenn also jemand von Ihnen eine bestimmte Frage hat, die Sie mir stellen wollen, will ich mein bestes tun, sie Ihnen kurz zu beantworten.

Ich muß allerdings sagen, daß Fragen auch eine Art

Enttäuschung sein können, ein Dämpfer. Wirklich, ich beende meinen Vortrag gern mit Witzen und bringe alle zum Lachen, so daß sie rausgehen und sagen: »Ist doch gut, nicht?« Ich möchte nicht, daß Sie sagen: »O mein Gott, wozu mußte dieser Mensch solch eine Frage stellen?« Denn dann gehen Sie mit negativen Gefühlen von hier weg, und wir vergessen all die Freude und Liebe, die wir im Lauf des Tages zusammen erlebt haben. Stellen Sie also, wenn möglich, keine zu persönlichen Fragen. Sie wissen schon: »Ich habe Hämorrhoiden, was soll ich machen?« Meine Antwort ist: Gehen Sie zu Ihrem Arzt; oder gehen Sie zu Ihrem traditionellen Akupunkteur und fragen ihn.« Also, bitte allgemeine Fragen, von denen jeder etwas hat.«

Fragen

Ja, mein Freund?

In welchem Maß hat Ihrer Meinung nach die Akupunktur in diesem Land Fuß gefaßt?

Ich würde sagen, sie macht sehr große Fortschritte. Das erste, was mich nach Amerika brachte, war ein starker Wunsch, einen Ein-Mann-Kreuzzug zu unternehmen, zu Senatsversammlungen zu gehen und in Amerika herumzurennen und zu verlangen: »Um Gottes Willen, verbietet sie! Verbietet jedem, sie zu praktizieren!« Denn die Leute hier benutzten die Barfußarzt-Methode, und ich konnte voraussehen, daß sie mehr Krankheiten verursachen würden, als daß sie helfen.

Es gibt für ein Land wie Amerika keinen Bedarf an Erster Hilfe-Akupunktur. Warum sollte ein erstklassiger Arzt ein zehntklassiger Erste Hilfe-Praktikant werden? Wenn Sie in diesem Land Akupunktur haben wollen, dann lassen Sie uns um Himmels Willen dafür sorgen, daß sie die Qualität erreicht, auf die die Leute Anspruch haben.

Man hat mir viele Hunderttausende von Dollars angeboten, damit ich Leuten Bescheinigungen ausstelle, die sie berechtigen, nach einem hundert Stunden-Kurs zu praktizieren. Nun, das ist verrückt! Meine Studenten brauchen zehn Jahre, um ihren Doktor zu machen. Wollen Sie das für tausend Dollar opfern? Natürlich kann man es nicht in hundert Stunden lernen. Ganz kann man es nicht mal in einem Lebensalter lernen. Man kann bestimmt genug lernen, um andern nach drei oder vier Jahren zu helfen, und dann mehr nach fünf Jahren und noch mehr nach sechs Jahren.

Menschen in diesem Land, kranke Menschen, sollten nicht ausgenützt werden; doch von der Barfußarzt-Akupunktur werden sie ausgenützt. Dem Himmel sei Dank, daß manche Staaten anfangen, Prüfungen einzuführen. Ich bin nicht der Meinung, daß die Qualifikation und der Standard, die sie verlangen, hoch genug sind, doch zumindest haben sie ein bestimmtes Niveau festgesetzt. Warum sollten sie auch nicht? Ich meine, Sie spielen mit dem Körper, dem Geist und der Seele eines anderen Menschen. Und daß Sie ein gutausgebildeter westlicher Arzt sind, bedeutet nicht, daß Sie ein Wunderknabe sind und Akupunktur in hundert Stunden lernen können, wenn jemand anderes zehn Jahre dazu braucht. Ich würde die Sache nicht umkehren wollen und behaupten, daß ich die westliche Medizin nach hundert Stunden beherrschen könnte; ich müßte sechs Jahrte lang fleißig studieren.

Glücklicherweise haben wir inzwischen genügend Ausgebildete hier, die an der Hochschule für Traditionelle Chinesische Akupunktur in England studiert haben, damit die traditionelle Akupunktur in diesem Land ordentlich eingeführt wird.

Vor fünf Jahren haben vermutlich zwanzig- oder dreissigtausend Leute die Barfußarzt-Methode angewendet. O.k., man kann einen Trick für eine Weile verkaufen, doch Tricks sind nicht von Dauer. Inzwischen sind die Schnell-Kurse im Schwinden begriffen. Während Sie noch vor zwei oder drei Jahren in jeder beliebigen Zeitschrift fünfzig Angebote für Barfußarzt-Seminare finden konnten – mit einem hundert Stunden-Programm – finden Sie heute keins mehr. Die Leute haben verstanden und können unterscheiden. Heute suchen die Leute traditionelle Akupunkteure. Und es gibt inzwischen in diesem Land genügend davon, um sicherstellen zu können, daß dieses Medizin-System für immer fest verankert wird. Sie werden die medizinische Qualität bieten, auf die die Menschen Anspruch haben. Die ganzen anderen waren eine Ausnützung kranker Menschen. Das ist das größte Verbrechen der Welt: jemanden auszunützen, wenn er krank ist. Das ist schlimmer als Mord.

Ja, mein Freund?
Eine der Besorgnisse, die um die Akupunktur erhoben wurde, so hörte ich, ist die, daß bei wiederholtem Stechen des gleichen Punkts eine Narbe entsteht. Ist das so?

Nein. Das ist ein Mißverständnis. Zuerst einmal, Sie erinnern sich, daß ich am Anfang gesagt habe, daß ein Akupunkteur niemals zwei Patienten auf die gleiche Weise behandeln würde, weil jeder vollkommen einzigartig ist. Zum zweiten benutzt ein traditioneller Akupunkteur kaum jemals denselben Punkt zweimal. Die Barfußärzte benutzen die ganze Zeit denselben Punkt. Ihr »Kochbuch« sagt: »Nimm Lunge 7, Lunge 7, Lunge 7, Lunge 7, Lunge 7.« Schließlich zerstören sie diesen Punkt. Sie werden diesen Punkt beschädigen oder ihn aus dem Gleichgewicht bringen, so daß er sich nicht mehr erholt. Ein traditioneller Akupunkteur tut so etwas niemals.

Sehen Sie, wenn man einen Punkt benutzt hat, dann bringt es einen Patienten von dieser Lage in jene Lage. Wenn Sie denselben Punkt nochmal benutzen, bringen Sie den Menschen in die Ausgangslage zurück. Es gibt im Körper 360 Punkte. Jeder davon hat eine andere Bedeutung, eine andere Seele und eine andere Bezeichnung. Jeder Punkt bringt einen Menschen durch beständig neue Auswahl zum nächsten: von A nach B, von B nach C, von C nach D. Sie wiederholen also nicht ständig von A nach B, von A nach B, von A nach B. Worauf wollen Sie warten? Darin liegt kein Sinn, also gehen wir weiter.

Doch schauen wir uns die Akupunkturpunkte an, wie sie im Westen benutzt werden. Wir sagen »Kreislauf-Sexualität 8« und nennen es einen Feuer-

Punkt. Oder wir benutzen römische Zahlen und nennen es Feuer-Punkt. Doch die Chinesen hatten ein Schriftzeichen; und dieses Schriftzeichen erzählte eine Geschichte; und es erzählte eine Geschichte über diesen Punkt. Das ist wieder erschrekkend: wie sehr sie die Bedürfnisse von Menschen kannten. Ein Bild kann einem weit mehr erzählen als Worte. Worte sind Müll; Bilder sagen etwas aus; Gefühle sagen etwas.

Der Punkt, den wir »Kreislauf-Sexualität 8, Feuer-Punkt« nennen, heißt bei ihnen Palast der Mühsal. Jeder Punkt hat eine Seele. Was meinen sie also mit dem Palast der Mühsal? Vor fünftausend Jahren sahen die Chinesen einen Palast als das Haus Gottes an. Ihr Kaiser, der in jenen Tagen Gott war, hatte Macht über Leben und Tod. Die Freude oder die Not der Nation hing vom Kaiser, oder ihrem Gott, ab. Viele Menschen ließen ihren Gott in diesem Palast wohnen. Sie empfanden diesen Palast als dieser äußerst erhabenen Person vollkommen würdig. In diesem Palast gibt es alles: einen Überfluß an Liebe, Fürsorge, einen Überfluß an Nahrung und Wein. Viele Patienten, die wirklich sehr, sehr krank sind, werden ihrer Krankheit einfach so müde, daß sie nicht länger dagegen ankämpfen können. Die Chinesen sagen: bringt sie in den Palast der Mühsal. Sie sind müde, und dort werden sie genährt und gebadet. Sie werden dort nicht geheilt, doch sie kommen heraus mit neuen Kräften.

Ein traditioneller Akupunkteur muß die Seele jedes einzelnen Punktes studieren. Wartet der Patient auf den Palast der Mühsal? Ist es die richtige Zeit, diesen Punkt zu benützen? Oder benütze ich ihn erst das nächste Mal? Oder benötigt er erst den Kleinen Palast? Oder möchte er zuerst, daß ihm das Tor der Seele geöffnet werde? Oder braucht er zuerst die Öffnung des Tors der Hoffnung? Oder muß er zuerst in das Beleuchtete Tal, zur Drachenquelle gehen?

Die Barfuß-Ärzte sagen: »Punkt V 8, V 8, V 8.« Sie verstehen nicht, daß es hier eine Seele gibt. Die Weisheit und Tiefe dieses Medizin-Systems ist so immens: Würde man also einen Patienten, den man in den Palast der Mühsal gebracht hat, noch einmal hineinführen müssen? Nein, natürlich nicht. Vielleicht wäre es nötig, ihn im Himmelsteich zu baden. Man müßte vielleicht die Himmelsfenster öffnen: damit er sehen kann, daß es eine Zukunft, daß es Leben gibt. Die Seelen oder »Geister«, die den Punkten innewohnen, muten wie Märchen an – doch es wirkt. Und die Patienten können einem erzählen, welche Punkte sie brauchen. »Gott, ich wünschte, ich könnte sehen. Ich wünschte wirklich, daß ich sehen könnte.« Also öffnet man die Himmelsfenster, damit sie sehen können. »Es gibt keine Hoffnung, Doktor, ich gebe auf, ich gebe einfach auf.« Also öffnet man das Tor der Hoffnung, um ihnen Hoffnung zu geben. Nocheinmal, wie ich schon wiederholt gesagt habe: Ganz so einfach ist es in Wirklichkeit nicht. Die Ursache kann hinter den Symptomen versteckt sein. Es kann vorkommen, daß das Kind nach dem Tor der Hoffnung schreit, und in Wirklichkeit ist es nötig, die Innere Schranke zu öffnen, die zur Mutter gehört, und die dann ihrerseits das Tor der Hoffnung öffnet. Es wird also sehr kompliziert – nicht so einfach wie es zuerst klingt – doch man benutzt niemals einen Akupunkturpunkt wiederholt. Nur Barfuß-Ärzte tun das, und die sollten geächtet werden, ausgepeitscht, erschossen – jedoch mit Liebeskugeln.

Akupunktur – Heilung für dich
von J. R. Worsley

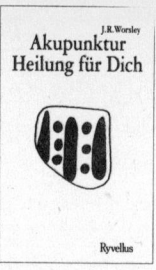

Akupunktur ist eine der ältesten Heilweisen, die der Menschheit bekannt sind. Sie wurde vor ca. 5000 Jahren in China begründet, doch die Weisheit, die ihr zugrundeliegt, ist heute ebenso lebendig und wichtig, wie sie es seit jeher war. Die Tatsache, daß Akupunktur bis heute – in zunehmendem Maße auch in der westlichen Welt – angewandt wird, spricht für ihre Wirksamkeit.

Neben der Frage „Wie wird Akupunktur am besten angewandt?" setzt Professor Worsley sich in diesem Buch intensiv mit dem Thema auseinander, was es heißt, Akupunkteur zu sein, wobei er hohe Anforderungen an die Ausbildung, die Grundhaltung und langjährige Praxis des Behandelnden stellt. Außerdem beantwortet er alle Fragen über diese chinesische Heilweise, die häufig gestellt werden.

Paperback 128 Seiten, ISBN 3-89453-077-4, 24.80 DM

AkupressurHandbuch
von Michael Blate

Akupressur ist eine höchst wirksame Selbsthilfe-Technik. Durch den Druck bestimmter Körperpunkte mit den Fingerspitzen wird ein ganzheitlicher Heilungsprozeß angeregt. Der Erfolg dieser Methode beruht nicht auf den Errungenschaften moderner medizinischer Technologie oder Medikamente, sondern auf den universellen Prinzipien des Heilens.

Das AkupressurHandbuch bietet eine Anleitung zur effektiven Selbsthilfe ohne Medikamente. Das Taschenbuch wird durch seine übersichtliche und präzise Anleitung zu einem unerläßlichen Bestandteil der natürlichen Haus- und Reiseapotheke.

Paperback mit 116 Darstellungen der Ji-Jiu-Druckpunkte, 114 Seiten, ISBN 3-89453-085-5, 19.80 DM

Tafeln zur Akupunktur und Akupressur

Akupunktur und Akupressur sind die ältesten Heilweisen, die der Menschheit bekannt sind. Beide Methoden haben das Ziel, Energieblockaden zu lösen und den Fluß der Lebensenergie zu harmonisieren.

Auf zwei Postern sind die vierzehn Meridiane mit allen Akupunkten dargestellt. Ein Beiheft gibt Auskunft über Wissenswertes von Akupunktur und Akupressur und beschreibt den Verlauf der Meridiane und die Lage der Punkte.

Die Poster sind ein unentbehrliches Hilfsmittel für die Arbeit mit Akupunktur, Akupressur, Do-In, Shiatsu, Touch-for-Health, Kinesiologie und allen anderen Heilmethoden, die auf der Bewegung der Lebensenergie im Körper und deren Beeinflussung beruhen.

2 Poster im Format 70 x 50 cm, in einer Mappe, mit 16seitigem Beiheft, ISBN 3-89453-082-0, 28.00 DM

Informationsanfrage

Bitte informieren Sie mich über:

❏ Akupunktur, -pressur / Körperarbeit, Massage

❏ Metamorphische Methode / Energiearbeit

❏ Psychol. spirit. Therapie / Phyllis-Krystal-Methode

❏ Meditation / Spiritualität / Vierter Weg

❏ Orakel

❏ Gesamtprogramm

Falls der Coupon bereits verwendet wurde, richten Sie Ihre Informations-anfrage bitte an:

Ryvellus
Medienverlag

Hohenzollern-straße 89

D-80796 München

❏   ❏
Seminare/Ausbildungen   Übungspartner/-gruppen
zu den oben angekreuzten Themen

Bitte in BLOCKSCHRIFT *ausfüllen!*

Umseitig

finden Sie Informationen zur Vermittlung von **Übungs-partnern und -gruppen**

Name: ....

Vorname: ....

Straße: ....

Land: .... PLZ: ....

Ort: ....

Tätigkeit: ....

Übungspartner-
Vermittlung

Haben Sie Lust, Ihre Fähigkeiten, die Sie bei Seminaren und Ausbildungen im Bereich von Heilung, Körper- und Energiearbeit, Psychologie und Spiritualität erworben haben, mit anderen auszutauschen? Der Ryvellus Medienverlag vermittelt Übungspartner und -gruppen in Ihrer Umgebung.

Wenn Sie Interesse haben und Informationen wünschen, kreuzen Sie bitte umseitig das Feld Übungspartner und -gruppen in Verbindung mit einem oder mehreren der oben angeführten Themenbereiche an.

☞ Für Fensterbriefumschlag geeignet

Ryvellus Medienverlag
Hohenzollernstraße 89
D - 80796 München